2週間で目が＼驚くほど／良くなる本

信州大学名誉教授
松崎五三男

三笠書房

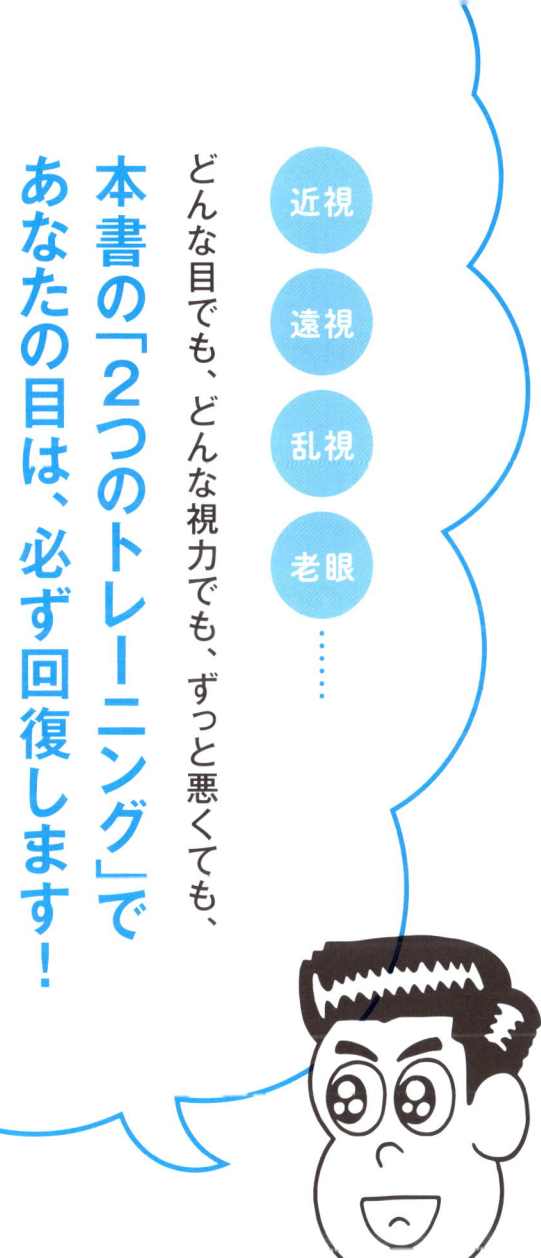

近視
遠視
乱視
老眼
……

どんな目でも、どんな視力でも、ずっと悪くても、

本書の「2つのトレーニング」で
あなたの目は、必ず回復します！

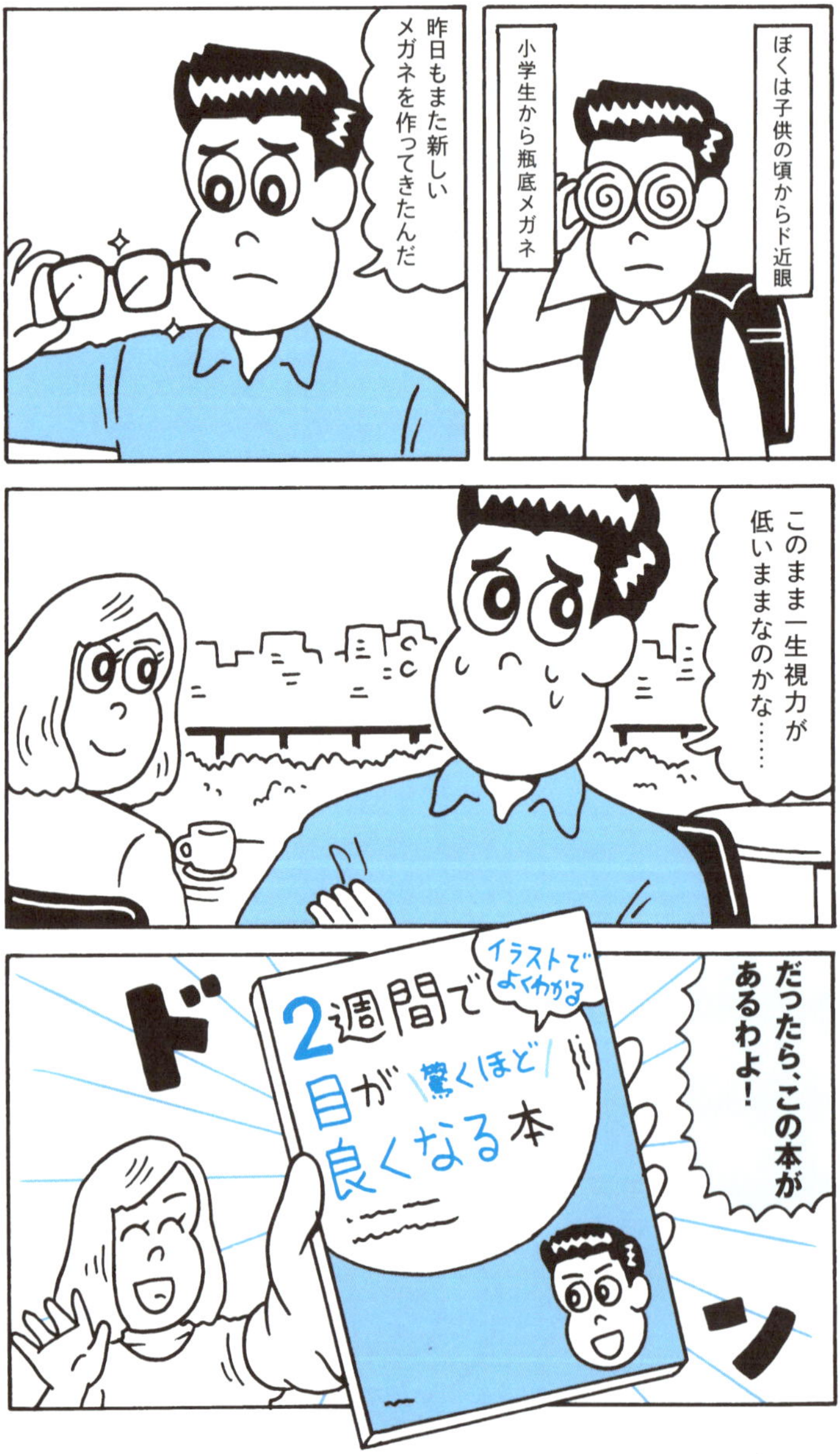

ぼくは子供の頃からド近眼
小学生から瓶底メガネ
昨日もまた新しいメガネを作ってきたんだ
このまま一生視力が低いままなのかな……
だったら、この本があるわよ！
ド
ン
イラストでよくわかる
2週間で目が驚くほど良くなる本

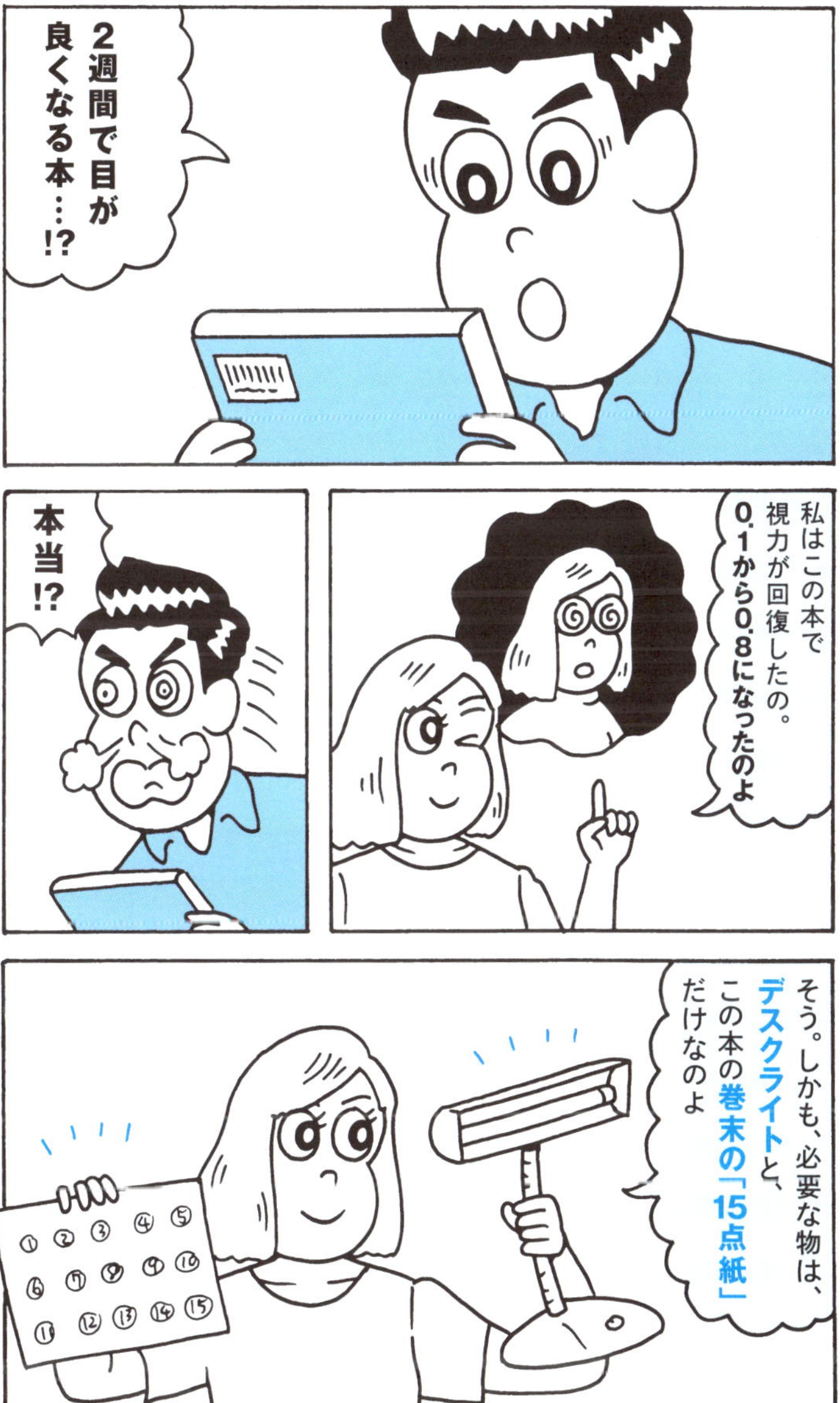
2週間で目が良くなる本…!?
私はこの本で視力が回復したの。0.1から0.8になったのよ
本当!?
そう。しかも、必要な物は、デスクライトと、この本の巻末の「15点紙」だけなのよ

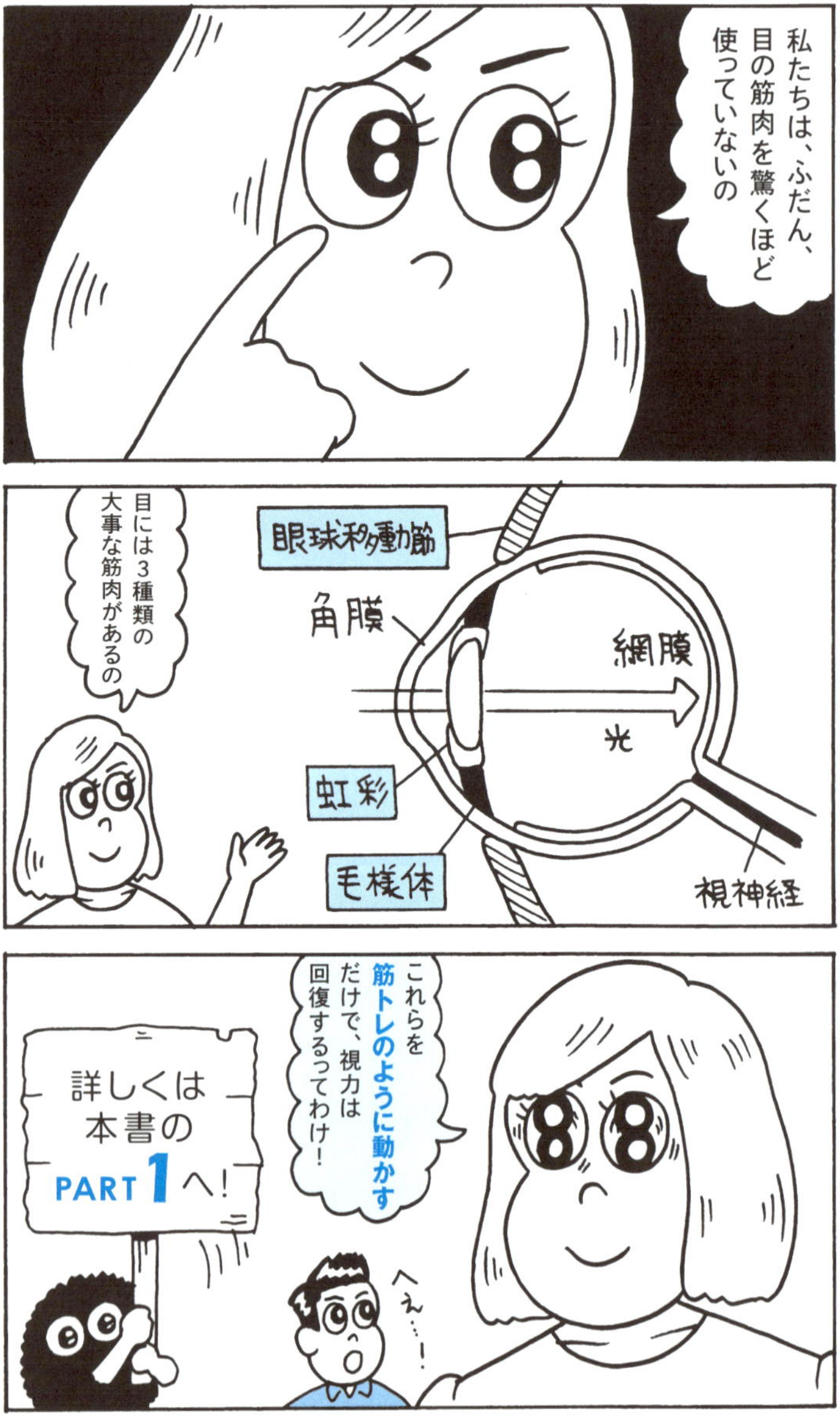
私たちは、ふだん、目の筋肉を驚くほど使っていないの
目には3種類の大事な筋肉があるの
眼球移動筋
角膜
網膜
光
虹彩
毛様体
視神経
これらを筋トレのように動かすだけで、視力は回復するってわけ！
へぇ…！
詳しくは本書のPART 1へ！

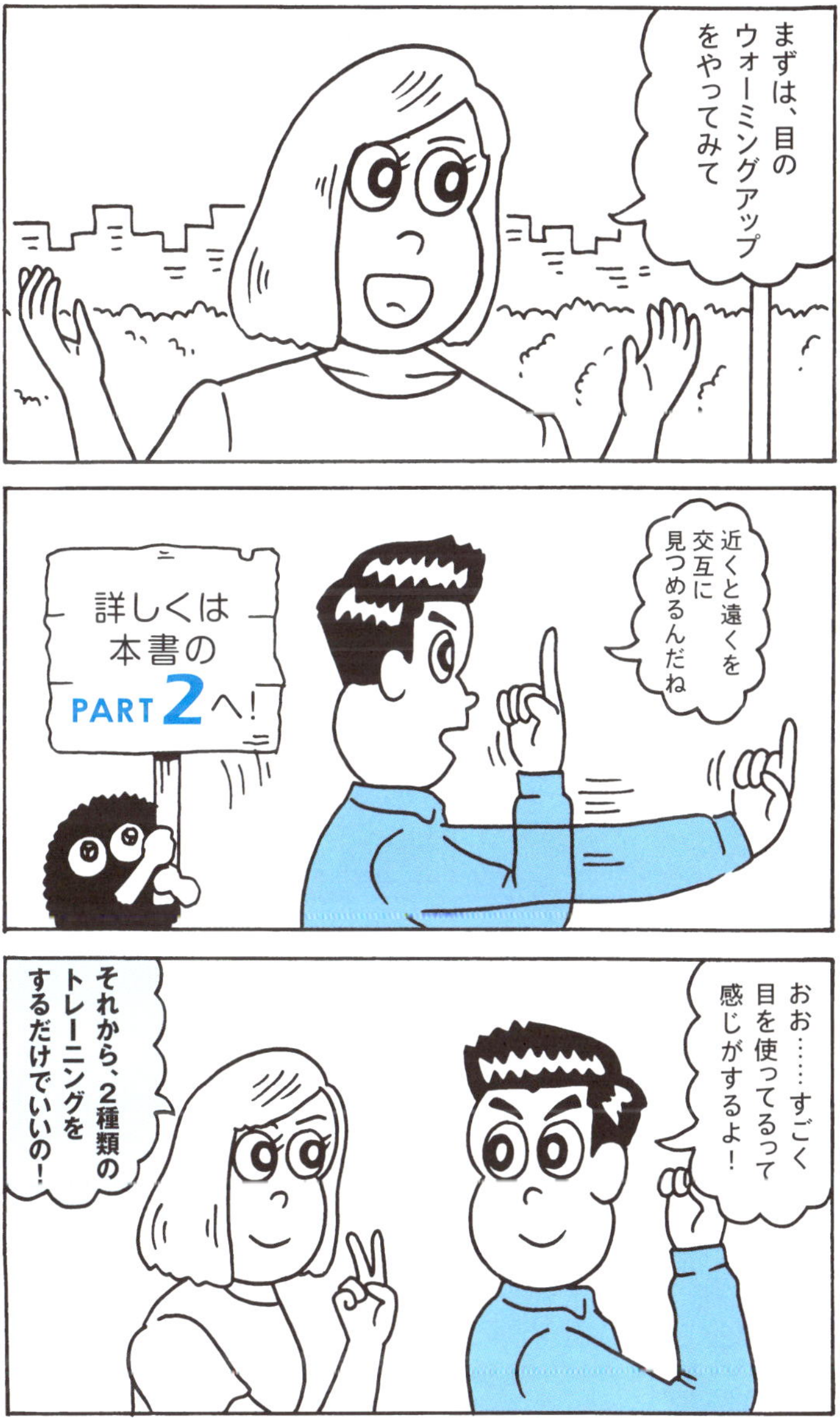

まずは、目のウォーミングアップをやってみて
近くと遠くを交互に見つめるんだね
詳しくは本書のPART 2へ!
おお……すごく目を使ってるって感じがするよ!
それから、2種類のトレーニングをするだけでいいの!

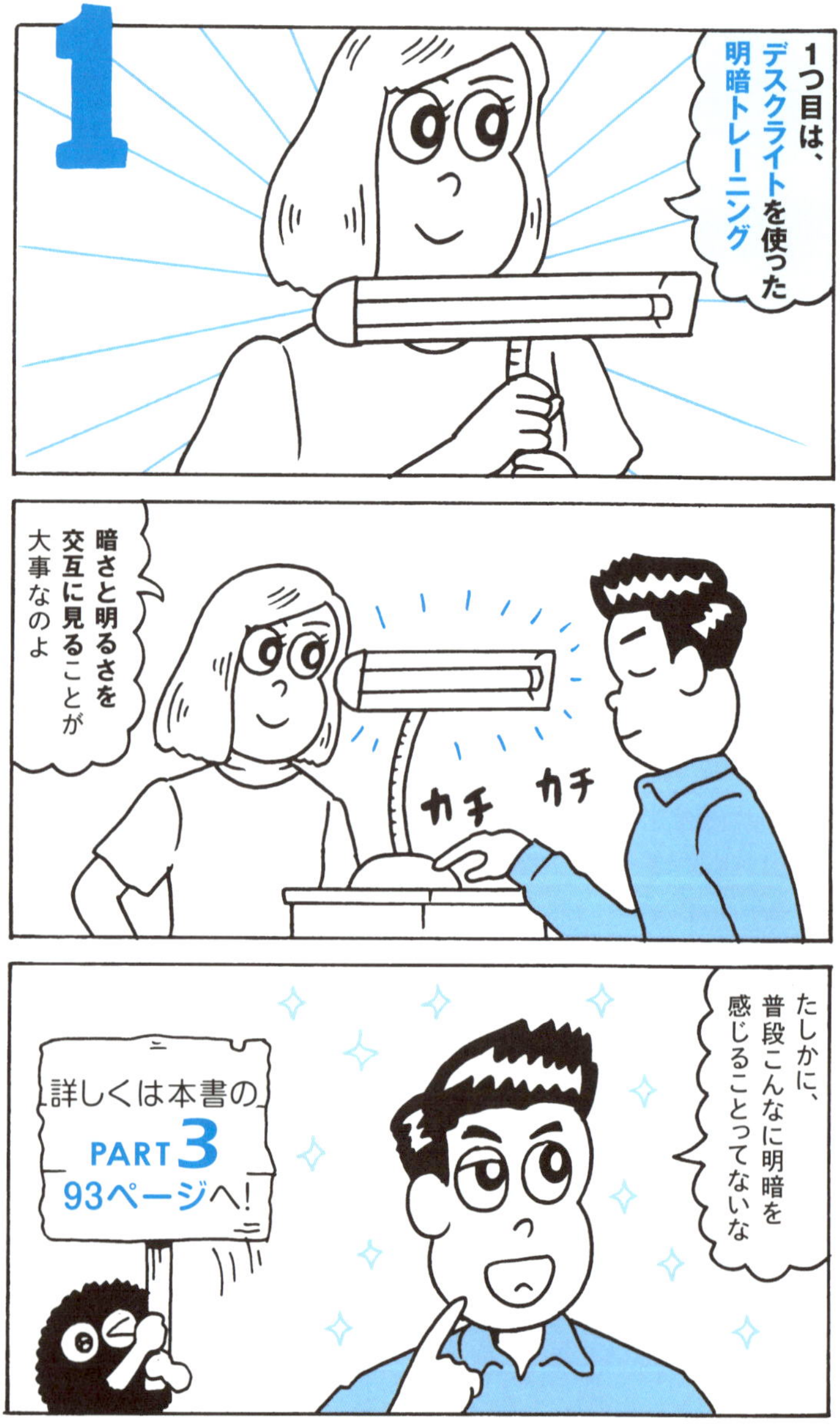
1
1つ目は、デスクライトを使った明暗トレーニング
暗さと明るさを交互に見ることが大事なのよ
カチ
カチ
たしかに、普段こんなに明暗を感じることってないな
詳しくは本書の
PART3
93ページへ!

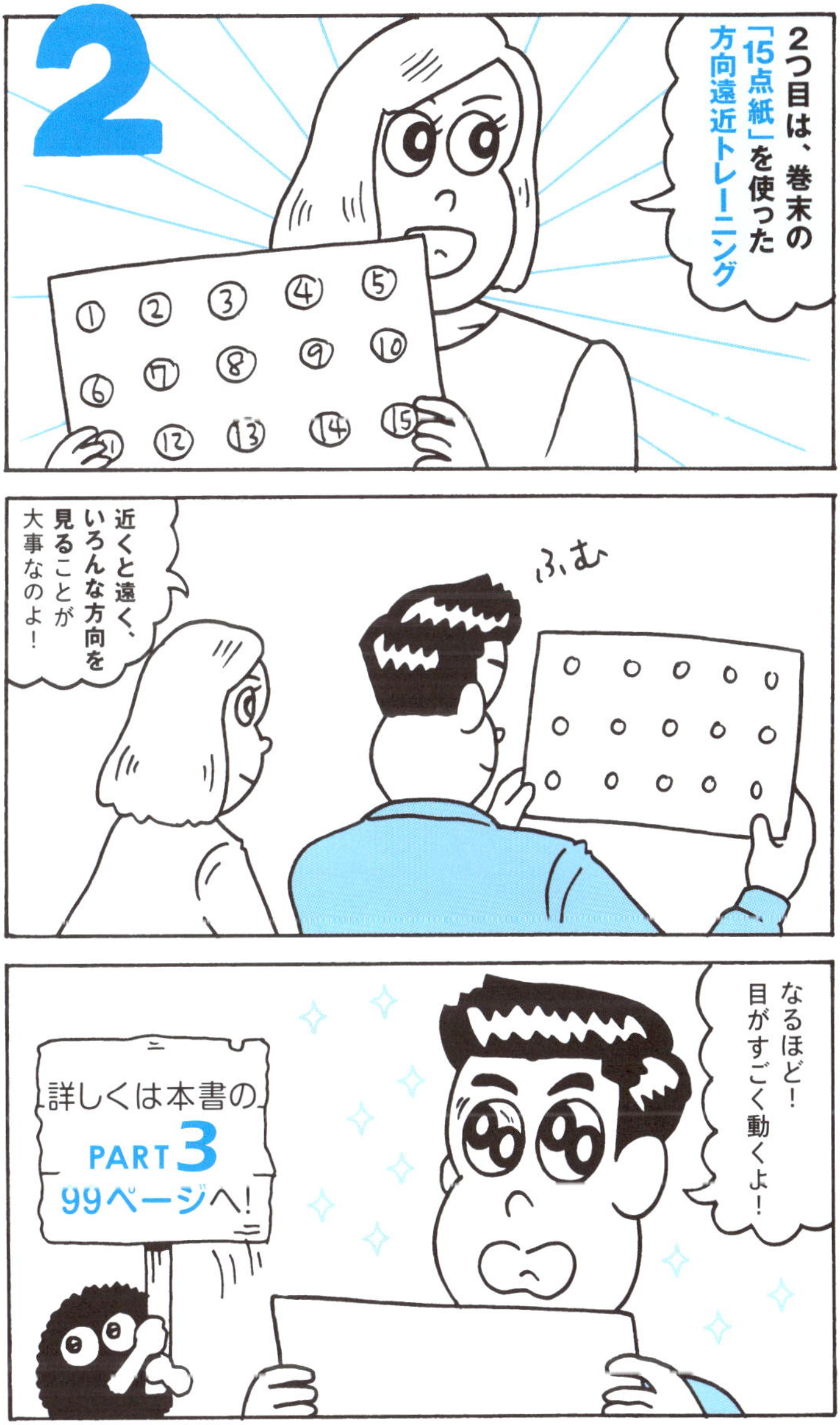
2
2つ目は、巻末の「15点紙」を使った方向遠近トレーニング
1 2 3 4 5
6 7 8 9 10
11 12 13 14 15
近くと遠く、いろんな方向を見ることが大事なのよ!
ふむ
なるほど!目がすごく動くよ!
詳しくは本書のPART3 99ページへ!

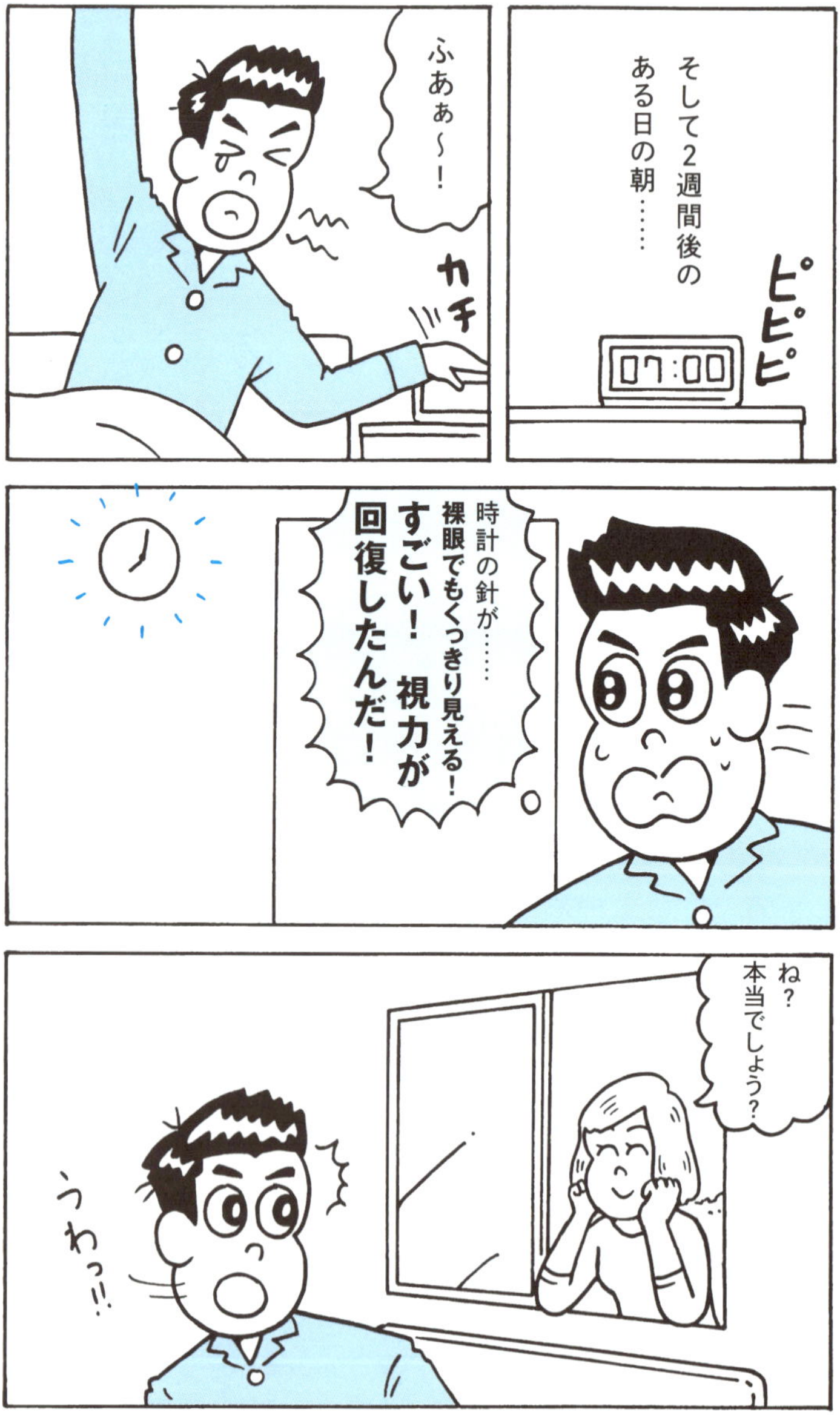

そして2週間後のある日の朝……
ピピピ
07:00
カチ
ふあぁ～！
時計の針が……
裸眼でもくっきり見える！
すごい！　視力が回復したんだ！
ね？
本当でしょう？
うわっ!!

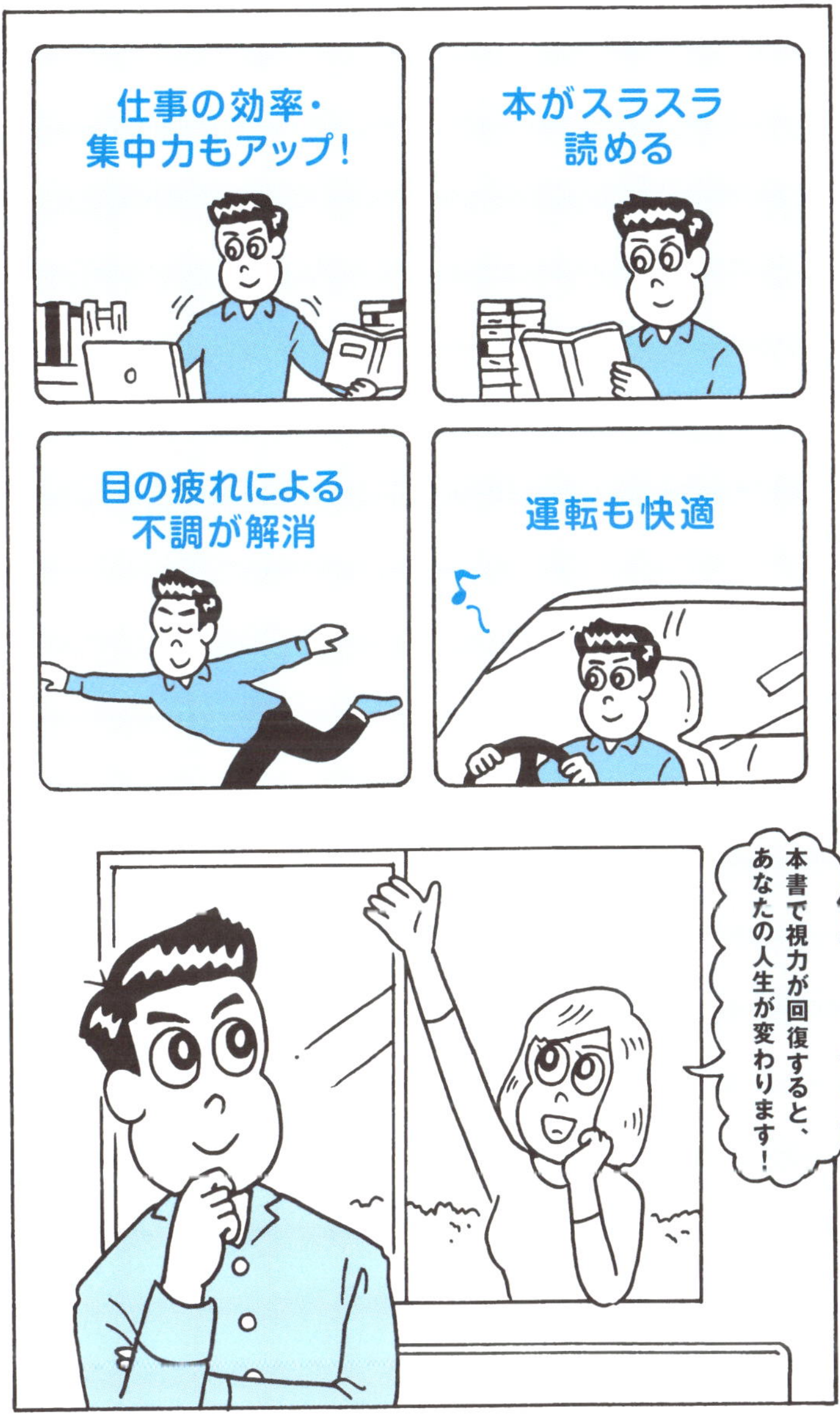
仕事の効率・
集中力もアップ！
本がスラスラ
読める
目の疲れによる
不調が解消
運転も快適
本書で視力が回復すると、
あなたの人生が変わります！

はじめに

メガネも、コンタクトレンズも、もういらない。あなたの視力は、「2週間」で必ず回復する！

あなたは今、メガネやコンタクトレンズを使っておいでですか？

だったらそのまま読み進めてください。

メガネやコンタクトレンズなしでは、この本の文字がぼやけたり、二重になって見えたりしていますか？

あるいはちょっとばかり目に近づけたり、あるいは遠ざけ気味にしないと読みにくいですか？

だとしたら、やはり読み進めてください。

この本は**「読めば自然に目が良くなる本」**だからです。

本書をいつでも手にできるところに置いて、ちょっとした時間にでも、手に取ってみてください。

トレーニング法だけを学びたいという方は、**PART2、PART3を読むだけでも充分**です。お出かけのときにはバッグの片すみにでもしのばせて、電車の中や時間があいたときに開いてみてください。

本書で紹介する、ごくごく簡単なトレーニングを、可能な範囲で反復してください。

たったそれだけで、**あなたの目（特に近視、遠視、老眼）は確実に好転します**。

今までメガネなしでは読書はおろか、生活にさえ支障をきたしていた視力が、まさに目に見えて回復します。

度の強いメガネに頼っていた方なら、メガネの度が次第に弱くなり、遠からずメガネから解放されるかもしれません。

また比較的度の弱いメガネを使っている方なら、**ほんの数週間のうちに、メガネなどなしでさっそうとした生活が送れるようになります。**

◆視力がわずか1カ月で「0・3→1・5」に!

私自身が、その経過を実体験しました。

以前の私は近視が進んで視力は0・3まで低下し、メガネなしではとても生活できない状態でした。おまけに老眼も進みつつありました。

それが58歳のとき、本書でご紹介する自ら考案したトレーニングを開始して、たった1カ月後には、1・5にまで回復したのです。

以後は、もちろんメガネなど不要の快適な生活です。

そして、以前は「メガネ使用」の条件がつけられていた**自動車運転免許証も、更新の際に視力検査を受けたところ「メガネ不要」と認められ、「条件解除」の印を押してもらった**のです。

警察で検査を担当してくれた方も、この意外な事実には心底驚いた様子でした。

なぜなら、一度低下した視力は通常は回復しない。

まして老齢と呼ばれる年齢になれば、「悪くなることはあっても良くなることはない」という先入観があるからです。

本書では、そんな常識をくつがえす、**大人も子供も、年配の方でも、どんな方でも「自然に目が良くなる方法」**をご紹介します。

この私のトレーニングを実践し、視力が回復した方の声が、ありがたいことに数多く寄せられています。

両目の視力が、0・2から0・7以上に回復！

わずか3週間で、メガネが不要の生活に！

乱視がなくなり、肩もこらず疲れにくい体に！

この感動的な効果を、ぜひあなたも体験してください。

PART1では、本書でご紹介するトレーニング法で、なぜ視力が回復するかを解説しています。

しかし、そうした根拠を知らなくても、PART2、PART3のトレーニングさえ続けていただければ、**視力は確実に回復する**のです。

また**乱視を回復させるトレーニング法についても、確実な効果を期待できる方法**を紹介しています。

メガネをかけていても不便を感じないという方は、多いかもしれません。

しかし、メガネがないほうがずっと便利で快適であることは間違いありません。

私は、メガネに頼る生活を数年にわたって続けました。

そこから、**本書のトレーニングによってメガネから解放されたときの爽快感**を、いまだに忘れることができません。

何よりも、朝の目覚めが快適でした。

本や新聞を読むことが苦痛でなくなりました。

車の運転も快適に安全に楽しめるようになりました。

ついでに、街行く美しい女性の姿が、まことにもってまぶしくなりました。

総じて、生きる毎日が楽しく心地良くなったのです。

視力には、それほどの、**「人生を変える」**と言って良いほどの影響力があるのです。

なお、おことわりするまでもないことですが、本書でご紹介するトレーニング法によって回復が可能なのは、特別な疾患《しっかん》などに起因しない近視、遠視、老眼、および乱視です。

何らかの疾患によって視力低下をきたしている場合は、疾患を治療した後であれば、このトレーニング法によって視力回復の方向に進ませることが可能な場合も少なくないと申し上げておきましょう。

松崎五三男

もくじ

はじめに

PART 1 なぜ、たった2週間で視力が回復するのか？

PART 2

まずは、目を元気にする「ウォーミングアップ」

PART 3

この〝2つのトレーニング〟だけで、あなたの目は必ず良くなる！

133

PART 4

近視・乱視・老眼――どんな目にも効果が表われます！

PART 5

「見えるようになると、人生が変わる！」……よろこびの声、続々！

本文イラスト　JUN OSON

PART
1

なぜ、たった２週間で視力が回復するのか？

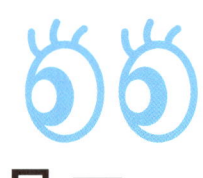

「目の筋肉」をストレッチすれば、目は必ず元気になる！

あなたは、視力が低下するということを、どのように考えているでしょうか。

眼球自体に何らかの故障が起きたり、目から脳への神経経路に問題が生じたりしたためだとお考えでしょうか。

むろん、そういう場合もあります。

ですが実際には、眼球そのものにも、また神経経路にも何ら問題が生じていないのに、視力は低下しているのです。

では普通の**視力低下の場合には、どこの具合が悪くなっているのか**。

これははっきりしています。

目にかかわる筋肉組織の能力が低下しているのです。

目にかかわる筋肉には、大きく分けて3種類あります。

1 虹彩《こうさい》＝眼球に入る光の量を調節する絞《しぼ》りの筋肉

2 毛様体《もうようたい》＝眼球の前面についているレンズ（水晶体《すいしょうたい》）の厚さを調節する筋肉

3 眼球移動筋＝眼球を上下左右、斜《なな》めに動かしている筋肉

以上、3種類の筋肉の機能低下が複合的に作用して、視力を低下させるのです。

さて、皆さんは腕や脚の筋肉が弱くなったり硬くなったりしたら、どうするでしょうか。

そんなときは、筋肉を伸ばして柔軟性を回復させるストレッチを中心に、適度な運動をするのが効果的でしょう。

たとえば、朝起きぬけに大きな伸びをする。

あれだって典型的なストレッチです。伸びをすると、それまで縮こまって機能の低下していた筋肉が、柔軟性を回復するとともに血流が良くなるのです。

伸び＝ストレッチは、筋肉の柔軟性を回復し、機能を若返らせる最高にしてもっとも手軽な方法です。

皆さんは、足腰が弱ったなと思ったら、どうするでしょう。

少しでも積極的に歩こうとするはずです。歩けば、足腰の筋肉だけではありません、全身の筋肉が機能を回復します。

なのに、なぜでしょう。目の機能が低下したときに限って、私たちは何の工夫もしようとしないのです。

おわかりですね。

目の周辺の筋肉も、ストレッチしてやれば柔軟になるのです。

適度な運動をさせてやれば筋力が回復するのです。

そうすれば視力が回復するのです。

これはあまりにも当然の帰結だといわねばなりません。

では、目の周辺の筋肉はどのようにしたらストレッチできるのでしょう。

また適度な運動をさせてやることができるのでしょう。

順を追って、その方法を身につけてゆくことにしましょう。


何もむずかしいことはありません。

ごくごく簡単なことばかりです。

加えて、本書を買っていただく以外には（立ち読みではなかなか治せませんよ！）一銭のお金もかかりません。

いうまでもなく苦痛や負担も、まったくありません。

◆視力回復のために、目に必要なのは「アクティブな疲れ」！

さて、ここで〝疲れ〟ということについて理解しておいてください。

〝疲れ〟は、筋肉にとって悪いことなのでしょうか。

決してそんなことはありません。

適度に疲れることを経験しない筋肉は、負荷を感じずに過ごしてしまうために、かえって弱くなってしまうのです。

同じ〝疲れ〟でも、**「アクティブな疲れ」**と**「受け身の疲れ」**があります。

適度な範囲でダイナミックに筋肉を働かせて、その後にストレッチなどを行なった上で充分に休養させるなら、筋肉は柔軟性と若々しい機能を保ちます。

これが、**筋肉にとって必要な「アクティブな疲れ」**です。

逆に、一定の姿勢を保ち、あまり筋肉を動かさないままで疲れさせていると、筋肉の機能低下は急速に進んでしまいます。

これが、筋肉を老化させる「受け身の疲れ」です。

目も同じです。**目も適度に疲れさせてやったほうがいいのです。**

しかも**ダイナミックに活動させることで疲れさせ、その後に休養させてやることが**大切なのです。

たとえば、

○近くを見たら、次には遠くを見る。
○明るいところで見たら、次は暗いところで見る。

こうした大きな変化の反復こそが、目を適度に疲れさせてくれます。

その意味では、テレビを見るのが悪いわけではありません。テレビばかり見ているのが悪いのです。

本を読むのが悪いわけではありません。本ばかり読んでいるのが悪いのです。

近くを見たら遠くを見る。

暗いところで見たら明るいところで見る。

昨今の生活は、こうした大きな変化に対する疲れを失いがちです。

だからこそ、視力の低下した人が増えているのです。

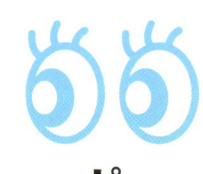

ポイントは、この「3つの筋肉」

前項で、目に直接かかわる筋肉には3種類あるとお話ししました。これについて、もう少し詳しく整理しておくことにしましょう。

3種類とは次の3つであり、それぞれに独自の働きを担っています。

◆虹彩……眼球に入る光の量を調節する筋肉

虹彩は、カメラにたとえれば「絞り」です。ごく普通の言葉でいえば「瞳」です。世界中の人種を見わたせば、青い瞳もあれば、黒い瞳もあり、茶色の瞳もあり、それぞれに魅力的です。この虹彩の真ん中に、光が眼球に入る入口である瞳孔《どうこう》があります。虹彩は、カメラの絞りと同様に**眼球の中に入る光の総量を調節**しています。

目の3つの筋肉

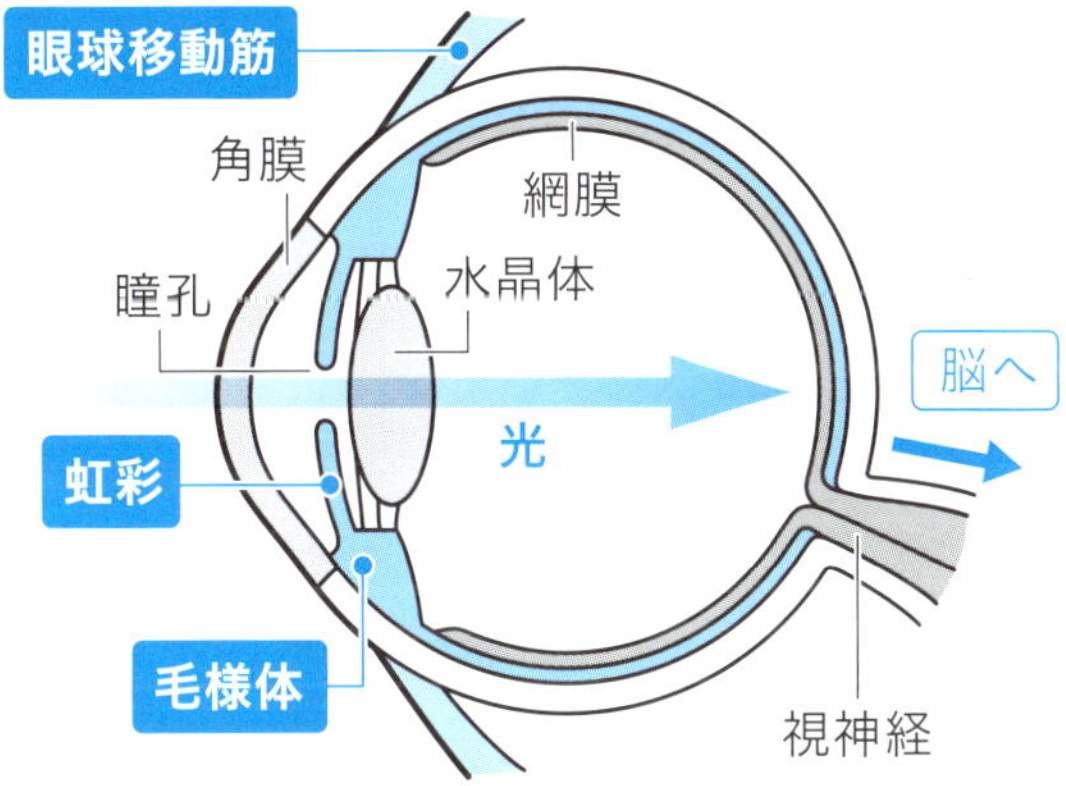

光が強すぎる場面では瞳孔を小さくして入る光量を減らし、光が弱く暗い場面では最大限に瞳孔を大きくして、できるだけ多くの光を受け入れようとするのです。

私たちは、真夏の炎天下にあっても周辺の景色や事物を、さしてまぶしがらずに見ることができます。また、暗い月明かりやロウソクの光の下でも、事物を見分ける視力を持っています。

この双方の明るさには、想像をはるかに超えるほどの差があるのです。

にもかかわらず、人間の目は、両方に見事に対応するのです。

これは、虹彩が眼球に入る光の量を適切に調整してくれるからこそ、こうした極端な明暗の変化にも対応できているのです。

ただしこの筋肉は、自分で開いたり閉じたりすることはできない「不随意筋《ふずいいきん》」です。あくまでも、環境が与える光の量に自動的に反応して開閉します。

魅惑《みわく》的な瞳も、憂《うれ》いをたたえた瞳も、また明るく輝く瞳も、すべては筋肉なのです。

◆毛様体……ピント調節を行なう筋肉

カメラは、レンズとフィルム面との距離を調節することで、被写体にピントを合わせています。

眼球の場合はもっと巧妙に、レンズである水晶体そのものの厚さを、「毛様体」によって調節しています。

遠くを見るときは毛様体がゆるんだ状態で、水晶体を薄くしています。

近くを見るときは毛様体が縮んだ状態で、水晶体を厚くしています。

どんな距離にある物体の像も、このようにして網膜《もうまく》上で結ぶ焦点を調節しているのです。

毛様体の動き

● 遠くを見るとき

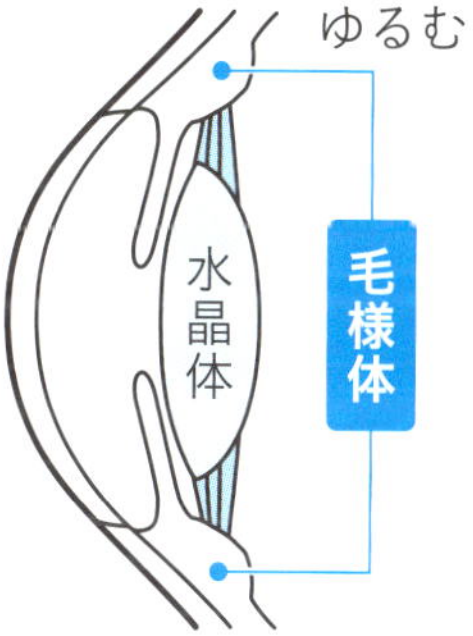

● 近くを見るとき

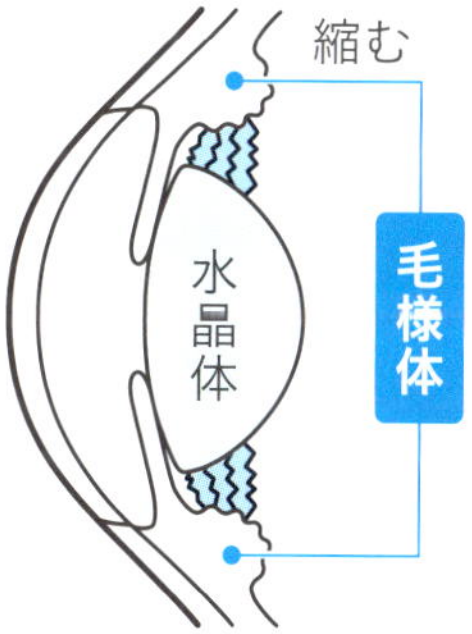

毛様体がゆるんだり縮んだりすることで、水晶体が厚くなったり薄くなったりする。
毛様体の機能が低下すると、この水晶体の厚さの調節ができなくなり、物を見るときのピント調節もできなくなる。これが近視や遠視の原因となる。

ただし、**毛様体の筋肉が硬くなったり弱ったりしてくると、水晶体の厚さを必要なだけ薄くしたり厚くしたりできなくなる**のです。

毛様体の機能低下によって、水晶体を薄くできなくなると、その結果としてレンズである水晶体の屈折率が高くなってしまいます。

こうなると焦点距離が近くなってしまい、遠くの物の像を網膜上に適切に結ぶということができなくなってしまうのです。これが近視の要因です。

一方、毛様体が機能低下し、水晶体を厚い方向に調節しにくくなってしまえば、屈折率が低くなって近くの像に対応できなくなります。これが遠視の要因です。

したがって、**毛様体が柔軟で適切な強さを保っていれば、水晶体は必要に応じて理想的な厚みに変化することができ、近いところも遠いところもはっきりと見ることができる**のです。

◆眼球移動筋……眼球を動かしている筋肉

眼球を、上下・左右・斜め方向に複合的に動かす筋肉で、内直筋《ないちょくきん》、外直筋《がいちょくきん》、上直筋《じょうちょくきん》、

6本の眼球移動筋

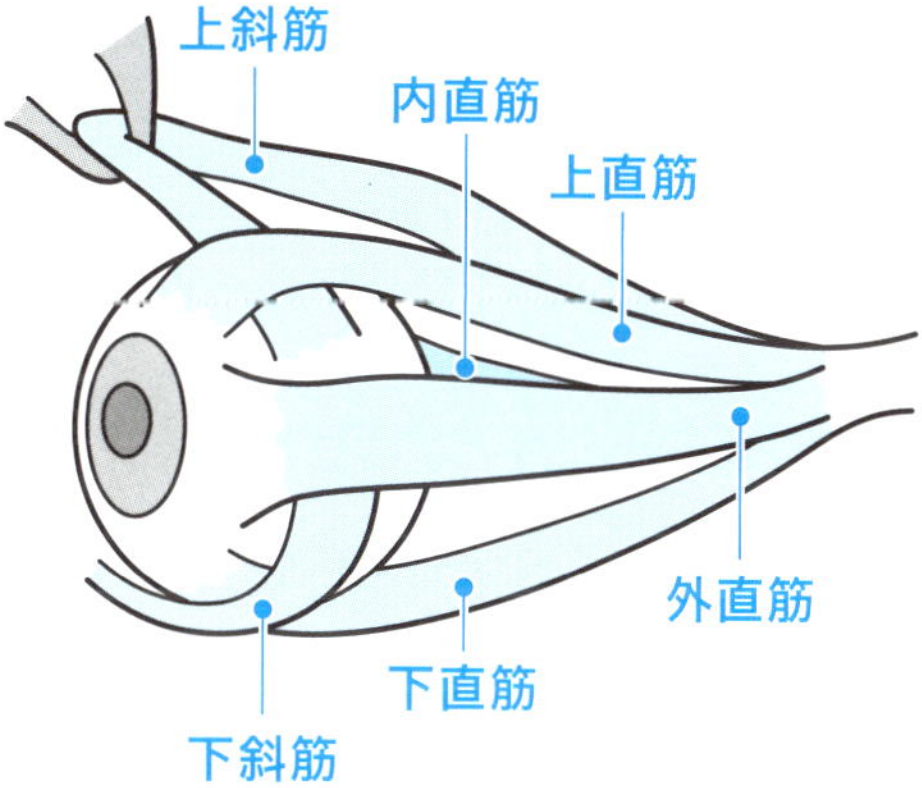

下直筋《かちょくきん》、上斜筋《じょうしゃきん》、下斜筋《かしゃきん》の6種類によって構成されています。

寄り目をしてみてください。あるいは「ぐるりとまわってネーコの目」と目を動かしてみてください。このように目が動かせるのはすべて、眼球移動筋の働きによるものです。

この筋肉群は、虹彩や毛様体のように、絞りや焦点距離などの視覚機能には影響がないように感じられがちですが、そんなことはありません。

虹彩や毛様体はかなり微細な筋肉群でしたが、眼球移動筋は**圧倒的に大きな筋肉群**です。眼球そのものの形状や新陳代謝に、もっとも直接的にかかわるのが眼球移動筋だと考えるべきでしょう。

目には、自分で「動かせる筋肉」と「動かせない筋肉」がある

虹彩は、自分の意思ではコントロールできない**「不随意筋」**だと述べました。
これに対して、毛様体と眼球移動筋は**「随意筋」**です。
両方とも、自分の意思で動かすことができる筋肉だということです。

- **随意筋……自分の意思でコントロールできる。**
- **不随意筋…自分の意思でコントロールできない。**

毛様体の場合には、少なからず不随意筋的な側面がありますが、これは訓練によってより随意に動かすことができるようになります。

さて、随意筋ということについて、もう少し説明しておきましょう。

ここで試してみてください。顔を動かさないで、遠くを見よう、近くを見よう、上を見よう、下を見よう、右を見よう、左を見ようとしてみてください。

あなたの眼球は、あなたの望んだ通りに上下左右にクルクルと動きまわり、あるいは遠くのものに焦点を合わせたり、近くのものに焦点を合わせたりと、すべてあなたの意思にしたがって動くはずです。

このとき、「あっちを見よう」と意識しただけで、あらゆる筋肉が自動的に連携して動いてくれているのです。

意識しただけでまったく自動的に動いてしまう。これは、あなたの意思のままに収縮したり伸びたりする筋肉、すなわち随意筋のおかげにほかなりません。

これに対して**不随意筋である虹彩は、実際に暗くなったり明るくなったりという環境の変化がなければ動いてはくれません。**

だからこそ、P85で紹介する「明暗トレーニング」が必要になってくるのです。

「意識して物を見る」だけでも、目は良くなる

それにしても、人間の筋肉運動の連携は大したものだとあらためて痛感します。

歩くこと1つ考えてみてください。

歩くという動きに関係している筋肉は、いったいいくつあるのでしょうか。

数えられるわけがありません。それこそ体中すべての筋肉が微妙に作用しながら、歩くという作業をスムーズに運んでいるのです。

あなたは、それらすべての筋肉の動きをいちいち意識してコントロールしていますか。していないわけがありません。

しかしちゃんと歩けている。これは本当に素晴らしいことです。

私たちは、この世に生まれてすぐに始まる、いえいえ母親の胎内にいるときから始

まっている絶え間ない学習の結果、最初は一つひとつを意識的に動かしていた筋肉を、いつしかほとんど意識することなく自由自在に操るという、高度なプログラムを完成させてしまったのです。

歩く、文字を書く、しゃべる、箸《はし》を使う、頭をかくなどなど、すべての動作は高度なプログラムがしてくれている半自動的な作業。

私たちがするべきことは、「こうしよう」と意識することだけです。

たとえばロボットを研究している人たちは、この意味で人間の素晴らしさを、それこそ打ちのめされるほどに痛感しているにちがいありません。

ロボットを人間のようにスムーズに歩かせようとしたら、いったいどれほどの情報をコンピュータにプログラムしなければならないことでしょうか。

さて、私たちは**「こうしよう」と意識するだけで、体中の筋肉をほぼ自動的に動かすというきわめて高度な機能を身につけている**ことがわかりました。

つまるところ、私たちは、自分の意思で動かす随意筋を、ほとんど無意識に、まるで〝不随意〟であるかのように動かすことができるのです。

これはきわめて重要な点です。

この点を少しばかり大胆に、拡大して考えるなら、視力低下とは次のようにも説明できるのです。

「近視にしても遠視にしても、近く、あるいは遠くが見えなくなったり見えにくくなったりするのは、不随意に（勝手に）そうなるのではなく、かなりの程度、随意に（自分の意思によって）〝見なく〟なるのである」

あくまでも仮に仮を重ねた仮説としておきましょう。

しかし真理が隠されていないわけでもありません。

つまるところ**「筋肉は使わなければ機能が低下する」**という疑いようのない事実があるかぎり、本人が遠くを見ようとすれば遠くを見る筋肉機能が保たれ、近くを見ようとすれば近くを見る筋肉機能が保たれ、両方ともしようとしなければ両方の筋肉機能が低下するというだけのことなのです。

「見る気がないから悪くなる、だったら見ればよい」

本書の視力回復トレーニングは、たったそれだけの、きわめてシンプルな原理を体系化したものなのです。

今、あなたの目の力は眠っているだけ！

私がこの視力回復トレーニングを考案したのは、ただ1つ、自分の視力を回復したかったからにほかなりません。

短期間のうちに2度ならず3度までもメガネを作り直さねばならないほど急速な視力低下に、私は一念発起しました。

これほど短期間に視力が低下した。その間に、視力低下の原因となったこともおおよそはわかっている。つまるところ、私は集中的に机の上で文字と格闘する仕事を続けてしまったのです。視力の急激な低下は、まさにその結果として訪れました。

当時の私は、一定の明度の近いところだけを見ての作業を続けていました。

これがたとえば目をあまり使わない作業、手作業などの場合は、ひどい肩こりや腰痛が引き起こされますが、それは環境を変え、積極的に体を動かしたり、作業の内容を変えることで解消します。

私は目も同じことだと考えました。

視力低下の原因を排除すればいい。また原因となったことから目が受けたダメージを回復する方法も見つけられる。だとすれば、回復しないほうがおかしいと。

さて、視力回復の方法を模索し始めた私は、新聞に載っていたある投稿を思い出しました。新聞は、私の暮らす長野の地方新聞でした。投稿の主は、当時62歳の眼科医。内容の趣旨は次のようなものでした。

「自分は視力の維持を図《はか》るために、目を閉じて太陽に顔を向け、ときどき手で目をおおうということを常に行ない、これを習慣としている。このような努力を続けることで、視力は維持することができる」

たったこれだけのことで、なぜ視力を維持できるのか？　疑問に思われる方も多いでしょう。しかし、彼のいうことの背景には次のような可能性が考えられたのです。

目を閉じて太陽に向け、次に手で目をおおう。

これは目にとって**「限界に近いほど明るい状態」**と**「極端に暗い状態」**とを反復す

ることにほかなりません。

これによって反応するのは、目の絞りである虹彩です。

目を閉じているとはいえ、太陽に向けた目には大量の光が入ります。当然、虹彩は最小限の大きさにまで閉じるでしょう。

その直後に目を手でおおえば、今度は、虹彩が最大限にまで開きます。

日常的にこれほどの落差がある刺激は、なかなかありません。

要するに虹彩という筋肉は、通常これほどに大きな運動、ストレッチを経験していないということです。

目の〝本来の能力〟は、使われるのを待っている！

しかし現代生活は、目にそれほど大きな運動を要求してはいません。少なくともさんさんたる陽光の下で活動する時間は短くなっているのが普通ですし、星明かりほどに暗い環境の中で活動する場面など、ほとんどないでしょう。

同じことは、毛様体についても、また眼球移動筋についてもあてはめることができます。

はるか遠くを見たり、ごくごく近くを見たりという、人間の目に本来備わっている能力を最大限に使うことを、私たちの日常生活は要求していません。

私たちの目は四方八方に、また遠近自在に、かつ迅速に視線を配るという本来の仕事をなまけてしまっています。それで何の不自由も感じないのが普通なのです。最大限の能力を発揮しないで過ごせる環境。これは安楽な環境でもあります。しかし本来備わっているはずの能力を減退させる環境でもあるのです。

遠視、近視、老眼、乱視。

すべてはその意味で、**環境によってもたらされた視力低下**というべきだったのです。ならば、本来備わっているはずの目の能力を呼び起こそうとすることで、視力は回復するだろう、さらに増進する可能性もある。私はそんな発想から研究を始めました。

「仮性近視じゃないから治らない」は、大間違いです

話を一般の視力低下の範囲に戻しましょう。

よく〝仮性《かせい》近視〟という言葉が使われますが、視力低下には本当に仮性と〝本物〟があるのでしょうか。

むろん眼科の専門家には、それなりの区別があるのでしょうが、現実的にはどうかとなると、少なくとも私個人としては完全な区別はないという印象を持っています。

というのは、**仮性ではない近視や遠視であっても、私のトレーニング法を行なうことで視力回復している**からで、その意味では仮性と〝本物〟の間の差は曖昧《あいまい》なものだと考えています。

いずれにしても、仮性ではない〝本物〟の近視や遠視だといわれていたとしても、

こと視力回復という観点から見れば、そのことにこだわるのは大変なマイナスだといわねばなりません。

実際、かつての私は、仮性ではない近視および乱視でした。そう断定されてメガネ生活に突入したのです。

しかし**メガネに頼る生活を数年以上にわたって経験した後、トレーニングすることで視力が回復した**のです。

だとすれば、私の視力低下は仮性だったということになるのでしょうか？

ほかにも、トレーニングを行なうことで視力が回復した方は、数多くいらっしゃいます。そうした実例は本書のＰＡＲＴ５でもご紹介しています。

それらの方々もすべて仮性の視力低下であったということでしょうか。

つまり「一生涯にわたってメガネを手放せない」と信じていた方々なのに、回復したとしたら、やっぱり仮性であったといわざるをえないのか、ということです。

現実にかなりの高い比率で回復している方がいる以上、私たちは仮性であるか否かにかかわらず、視力回復の可能性に挑戦してみるべきだということです。

メガネをかけると、ここまで視野が狭くなる

視力は、心理的な視野にも影響しかねないというお話をしておきましょう。つまるところ、視力の回復が心理的な視野をも広げるというメカニズムの話です。

すべての人がそうだとはいいませんが、メガネをかけるということには、視野狭窄《しやきょうさく》を誘う可能性が少なからずあるということです。

たとえば視力の充分な裸《ら》眼《がん》なら、人間の視野は左右200度以上あるのが普通です。

しかしメガネをかけると、これがフレームの範囲に限定されてしまうのです。

このことは、決して軽く考えるべきことではないのです。

物理的な視野の狭さは、そのまま心理的な視野の狭さにつながります。

脳に入ってくる情報量は、物理的と心理的の双方によって、相乗的に狭い範囲に限定されがちになってしまうのです。

一説によれば、**人間の受け入れる総情報量の約80％は、視覚から入ってくる**といわれています。

つまり犬にとっては嗅覚《きゅうかく》の優劣が、またウサギにとっては聴覚《ちょうかく》の優劣が、それぞれにその個体の能力の大半を決定してしまうように、**人間にとっては視覚が、能力の高さを決定しかねないほどに重要なもの**だということです。

ということは、**視力を回復するということには、人間としての全体的な能力を回復、増進するという意味もある**ということになります。

誤解のないようにおことわりしておけば、これは視覚に何らかの障害を得てしまった方のことまで含めていうのではありません。そうした方は、それこそ並外れた努力によって障害を克服《こくふく》し、その過程でほかの感覚機能を研《と》ぎ澄まします。そして結果としてほとんどの場合、障害を持たぬ人に勝るとも劣らないどころか、さらに優れた総合的知覚、情報収集能力を獲得する方が少なくありません。

しかし私に代表されるように、人生の途中から中途半端な形で視力が低下した場合には、その視力低下がもたらす障害の大きさを自覚できないがために、不都合が生じがちなのです。

度の強いメガネは情報収集力まで鈍らせる

本を読む場合を考えてみましょう。

私の場合、視力が低下する以前には、ページ全体に目を配りながら、かなり広い範囲の文字を追っていました。したがって書かれている内容を、巨視的《きょし》に、広い視野で理解することができました。

これは速読術や斜め読みといった大げさな技術をいうのではありません。本を少しでも読み慣れた人なら、誰しもがやっている程度のことです。

おそらくは、こうして本書を読んでおられるあなたも、文字一つひとつだけでなく、ほかの文字も、またほかの行も視野に入れているはずです。そして意識はできないにしても、周辺からの情報を入れているはずなのです。

しかし近視の度合いが進むと、そうはいきません。ましてや度の進んだ強い近視の場合には、きわめて屈折率の高いレンズを通して見るために、視野はフレームの範囲よりもさらに極端に狭くなります。

一般論としての話ですが、こうなると本を読む能力はひどく低下してしまいます。つまるところ、**視力が低下すると、文字を追うことをはじめとして、視覚にかかわるあらゆる情報収集能力が大幅に低下してしまう**のです。

一般に視力の良好な人は、目に入ってくる視野全体からまんべんなく情報を得ています。しかし、近視や乱視で視力が低下した人の場合は、視野はメガネのフレームの範囲に限定されます。

さらに、視力低下を補うために、見ようとするものに意識を集中せざるをえないため、視野全体に配られる意識はなおざりになります。

つまりは、その分だけ、自分が見ているはずの世界から得る情報量が少なくなってしまうということです。

運動能力を左右する「動体視力」への効果は？

視力と能力の直接的な関係について、もう少しお話ししておきましょう。

野球選手、あるいは多くのスポーツ選手にとって視力はきわめて重要なものです。

一流のスポーツ選手が「動体視力の衰《おとろ》え」を理由にして一線を退《しりぞ》く例を、私たちは数多く見聞きしてきました。

それら数多くの例は、「見えなくなったこと、見えにくくなったこと」が運動能力の低下に直結し、それがプロとしての選手生命を奪ったと理解してよいでしょう。

むろん私たちの多くは、視力と運動能力の関係において、一流のスポーツ選手ほど厳しい環境の中で生活することはありません。

しかし、それでも同じような経過をたどっていることは否定できません。

私たちの場合、視力の低下が意味するのは、選手生命というような象徴的な〝生命〟の終わりではありません。もっとストレートに生命力そのものの低下を意味しているのです。

私は、毎朝起きぬけに自ら新聞を取りに行くのを日課としています。

我が家の新聞受けは玄関の外にあり、新聞受けのすぐ脇《わき》には庭石が積まれています。私はその庭石の上に乗るようにして、新聞を取り出すのが日課になっています。

さて、視力がもっとも低下していたころの私は、起きぬけにはどうしてもメガネをかける気にならず、充分には見えない裸眼のまま庭石に乗ることになりました。

当然のこと視界はぼやけていますから、庭石に乗るのも降りるのも恐る恐るのことでした。ケガなどしてはいけないからとメガネをかけても、これも視野の狭さが影響して、私の動きを不器用にしました。これに類する経験はいくらでもありました。

そうした中で、私はしみじみ感じたものです。

視力の低下とは、多かれ少なかれ動作の自由と機敏さを奪い、たしかに運動能力の低下を招くものだと。

車の運転もぐっとスムーズに安全に

度の強いメガネをかけて車の運転をしている方は、以上の点について注意しておく必要がありそうです。

視野が狭いということは、車を安全に運転する上で少なからぬハンディキャップになっているはずだからです。


ここでも私自身の経験をお話ししておきましょう。

視力回復してメガネが不要になって以来、いつも私が運転している車の燃費《ねんぴ》は目に見えて向上しました。単なる偶然ではなく、明らかに向上したのです。

理由は簡単でした。


私はメガネ生活をしていたときに比べて運転が上手になっていた。もっと正確にい

えば、不必要なブレーキを踏まないスムーズな運転ができるようになっていたのです。

もうおわかりでしょう。

視力の弱いときの私は、視野狭窄による情報量の不足から、道路や交通の状況を充分に見きわめることができず、周辺や前方の変化を余裕を持って読み取ることができない中で運転していました。

好むと好まざるとにかかわらず、目先の状況にとらわれる運転になっていたのです。

だからといってことさら危険な、あるいは不器用な運転をしていたとは思っていませんでした。あくまでも視力が回復してからの私と比べればそういう傾向にあったと、今さらながらに気づいたということです。

とはいえ、現在の私が過去の私の運転を客観的に見る機会があったら、何と危なっかしい余裕のない運転をしているんだ、と感じるだろうと思います。

いずれにしても、無駄な減速が目立ち、したがって無駄な加速も多かったことになります。

しかし**視野が明瞭になってからは、前方や周辺を充分に見て取れる**ようになりました。それだけ無駄な減速も、無駄な加速もする必要がなくなり、安全に一定の速度を維持できるようになったのです。

一定の速度を維持するのは、経済運転の第一条件です。私の運転する車の燃費が日に見えて向上したのも、いってみれば当然のことでした。

もっとも燃費の向上など、省エネや環境保護にほんの少しばかりは貢献するにしても、枝葉末節《しようまつせつ》の利益にしかすぎません。

私が何よりもうれしく思ったのは、歩くにしても、走るにしても、また車を運転するにしても、視力が回復したおかげでより安全になり、危険回避能力が格段に向上したことです。これこそ何物にも代えがたい利益でした。

皆さんもお気づきでしょう。

視力の低下、それにともなって不可欠になるメガネのうっとうしさは、読書量や仕事量の減少を招きがちです。

肩こりや頭痛という迷惑なおまけもついてきます。

結局のところ、頭脳活動も肉体活動も低下してしまうのです。

したがって厳しい仕事をこなしたり、より困難な目的に挑戦しようとする気力や意欲も低下してしまいます。

この事実には、意外に深い意味が隠されていると、私は思っています。

心理的な意味も含めて、人間とは、何となく見ている全体の中で、そのときどきによって、必要なものに必要なだけの意識を向けられるのが理想でしょう。

にもかかわらず、**常にどこか1点に意識を集中せざるをえないということは、それだけ物理的・心理的視野が狭くなり、全体に目を配った柔軟な対応をできにくくさせてしまうということです。**

いかがでしょう。

視力回復を試みるということが、人間としての総合的な能力の回復、向上を意味するとしても、何の不思議もありません。

「視力があがって全身も快調」を今日から実感しよう！

以上の話は、次のように裏返して考えておくことも必要です。

体の機能は、すべての部分が相互に密接に関連しています。

したがって特別な場合を除けば、どこか一部分だけが衰えるということはありません。

必ず、全体が総合的に機能低下をきたし、あるいは老化するのです。機能低下や故障が目立つ部分とは、全体の衰えや老化を象徴的に、もっとも先鋭《せんえい》的に表わしているところだと考えるべきでしょう。

たとえば比較的年齢の若い人の中にも、無理を重ねたり深酒が重なったりすると、視力の低下を自覚する方が少なくないでしょう。

これは体全体の疲労や不調が、視力に反映された結果です。したがって充分な休養を取り、飲酒を慎《つつし》めば、視力はすぐに回復します。

すなわち視力を健全に保つためには、トレーニングをする以前に、体全体として健康であることが大切なのです。

この点からいうなら、**視力は健康状態を見るためにもっとも敏感なバロメーター**だということもできます。

眼球の奥にある網膜は、人体組織すべての中でも、もっとも多量の血液を必要とする部分です。もっと正確にいうなら、単位組織量に対してもっとも多量の血液を必要とする器官の一つなのです。

ほかに多量の血液を必要とする器官は何かといえば、脳です。

すなわち脳と、脳に直結する神経組織は、非常に多くのエネルギーと新鮮な酸素とを要求する、まことにぜいたくな器官だということになります。

したがって、脳神経とそれに直結する組織、わけても**眼球の網膜組織の毛細血管《もうさいけっかん》に流れている血液の流速は、体全体の中でももっとも速い**部類であり、1秒間でおよそ

300メートルというスピードで流れているといわれています。

流速が速いということは、いうまでもなくそれほどに大量の血液を必要としているからにほかなりません。

この点から考えても、体全体の好不調が、視力に対していかに直接的な影響を与えるかが想像できます。


いささかしつこくなりますが、重ねていっておきましょう。

視力の低下を自覚したなら、視力回復の努力をするとともに、全身の健康状態にも注意を向けなければなりません。

視力の回復とは、トレーニングとともに健康回復への配慮があってこそ、より確実に実現するということです。

したがって学生諸君は、机に向かう勉強ばかりしていてはいけません。

働き盛りの方々は、仕事やお酒ばかりにうつつを抜かしていてはいけません。

齢を重ねた方々は、家の中に閉じこもってばかりではいけません。

視力のためだけではなく、より健康で豊かな人生を謳歌《おうか》するためです。

PART 2

まずは、目を元気にする「ウォーミングアップ」

この「ストレッチ」で、目が力を取り戻す！

では、さっそく、トレーニングを始めましょう。ＰＡＲＴ３でご紹介する視力回復トレーニングを始める前に、まずは準備トレーニングともいえる簡単なものからです。

以下に、この本のトレーニングをする上での注意事項を述べました。

必ず読んでください。

［注意］

これから説明する準備トレーニングにおいても、またＰＡＲＴ３で説明する特効編のトレーニングにおいても、無理は禁物です。

眼球を動かすときには、目の周辺の筋肉が弱い痛みを感じる程度のところで止めるようにしてください。

慣れるにしたがって、だんだんと大きく動かせるようになります。その段階ごとに、ごく弱い痛みを感じるところまで、動かす範囲を大きくしていきましょう。

なお、トレーニング開始当初や無理をしてしまったときには、目の周辺の筋肉に若干の痛みや違和感が残ることがありますが、心配はいりません。

一晩眠るなどして休養すれば解消しますし、後に弊害《へいがい》などが残ることもありません。

痛みが解消したら、安心してトレーニングを再開してかまいません。

メガネ、コンタクトレンズの使用について

トレーニング開始当初は、**老眼、遠視の方はメガネ、コンタクトレンズ使用のまま、近視の方は近くは見えるはずですので、はずして行なう**のを基本にしてください。

✦「遠近」のストレッチ＝準備トレーニングA

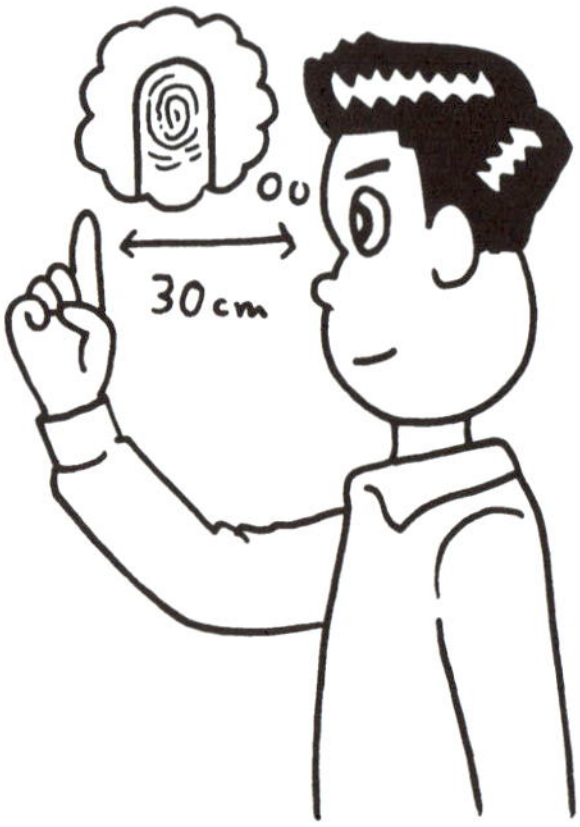

1.

背筋を伸ばして、両目の真ん中、鼻の正面から30センチくらいの位置に、どちらか一方の手の人差し指を持ってくる。

両目で指先の指紋を見つめる。

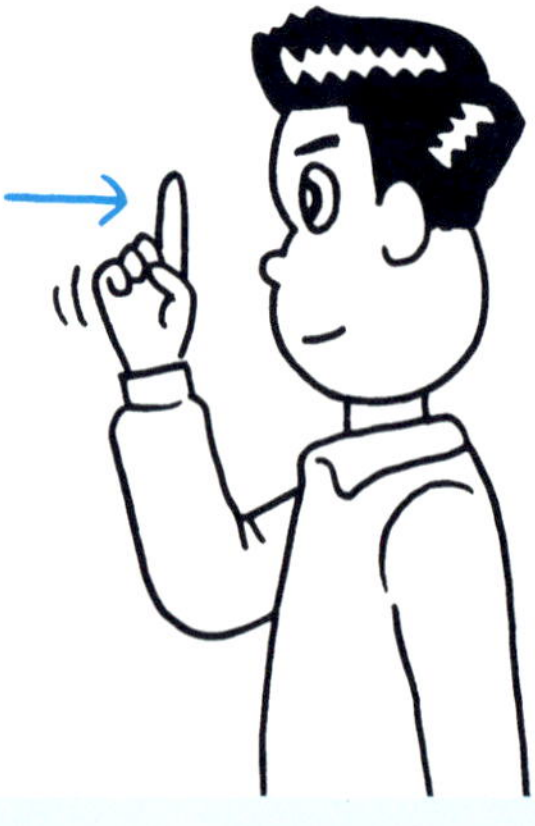

2.

指先を見つめたまま、指をゆっくり顔に近づける。

Training

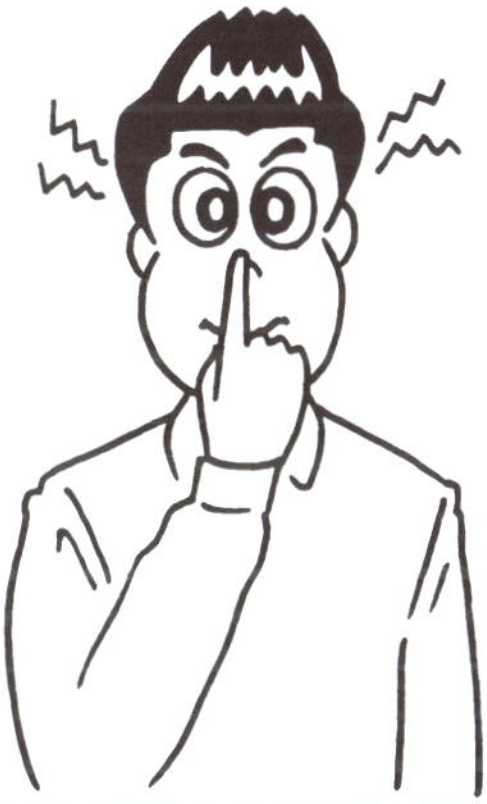

3.

指を近づけていくと、両目が「寄り目」の状態になる。このとき目の周辺の筋肉に弱い痛みを感じる。

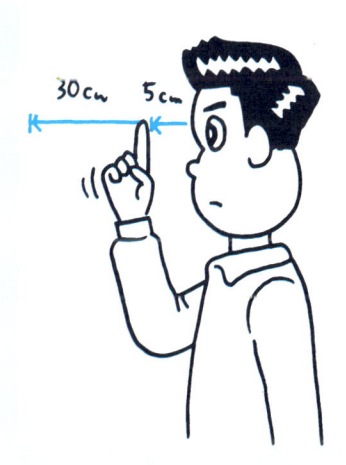

4.

指先を両目で見つめたまま、顔から5～30センチくらいの距離で近づけたり遠ざけたりすることを、目の筋肉の動きを感じながら、合計15回くらいくり返す。

◆「上下左右」のストレッチ＝準備トレーニングB

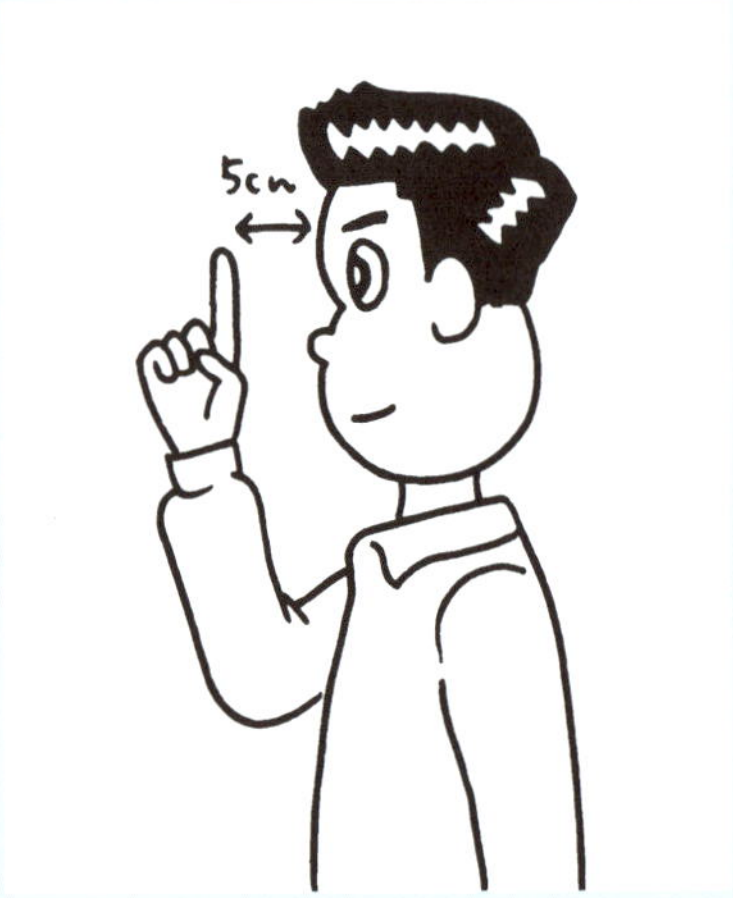

1.

背筋を伸ばして、両目の真ん中、鼻の正面から5センチくらいの位置に、どちらか一方の手の人差し指を持ってくる。両目で指先の指紋を見つめる。

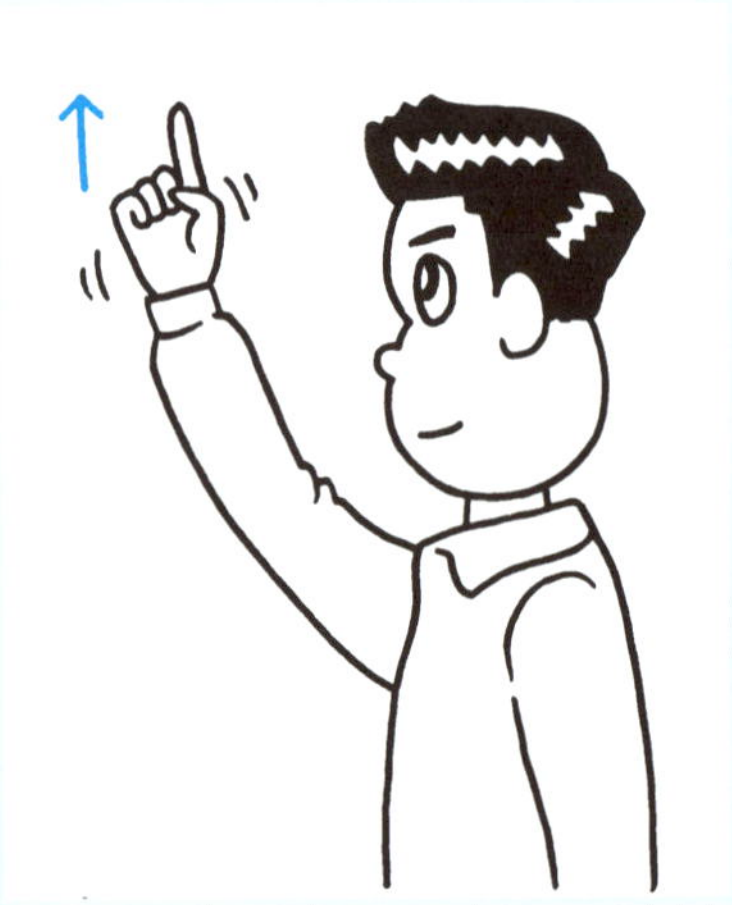

2.

指紋を見つめながら、指先を垂直上方にゆっくりと移動させる（このとき、顔を動かさずに目だけを動かす）。

Training

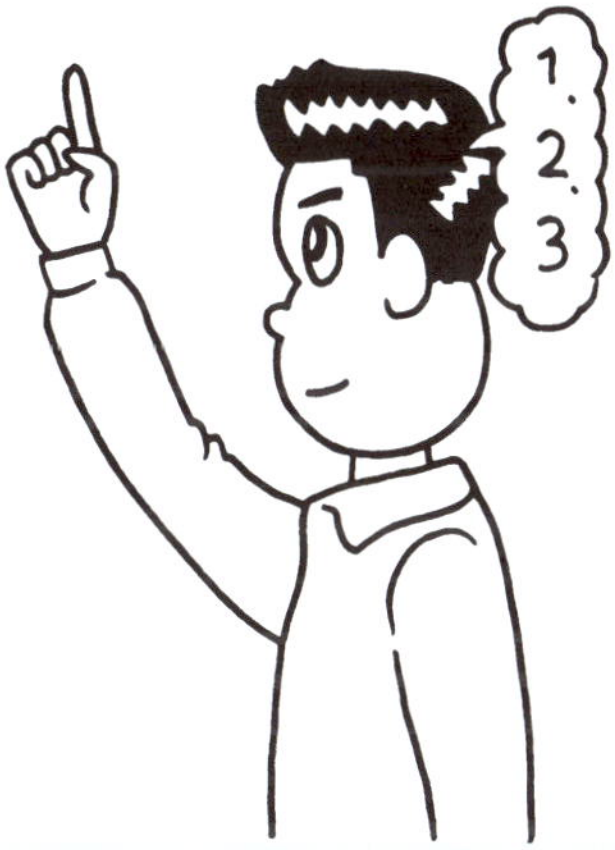

3.

見える限界まで指先を高くしたら、そのまま「1・2・3」と数えるくらいの間、両目で見つめる。

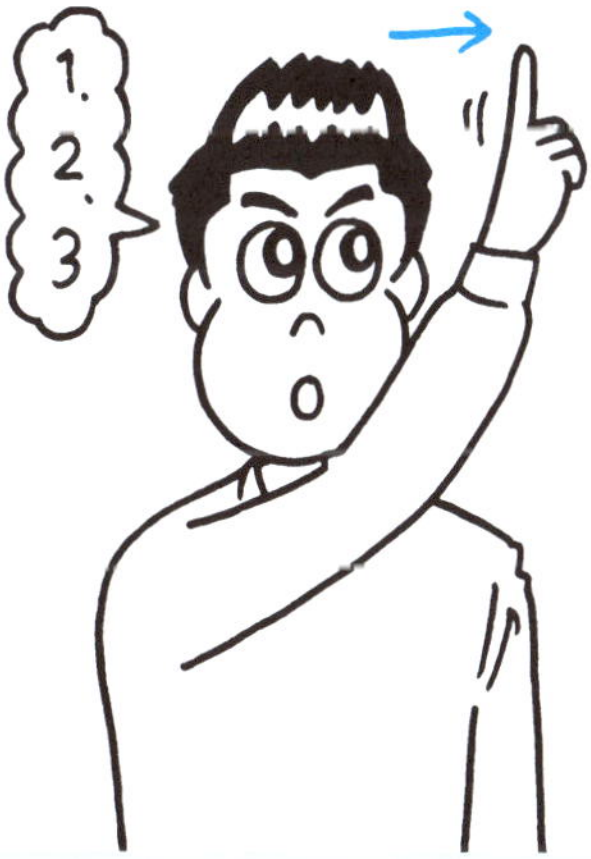

4.

指先の高さを保ったまま、両目で見つめながら、左方向へ移動させる。両目で見られる限界まで指先を動かしたら、「1・2・3」と数えるくらいの間、両目で見つめる。

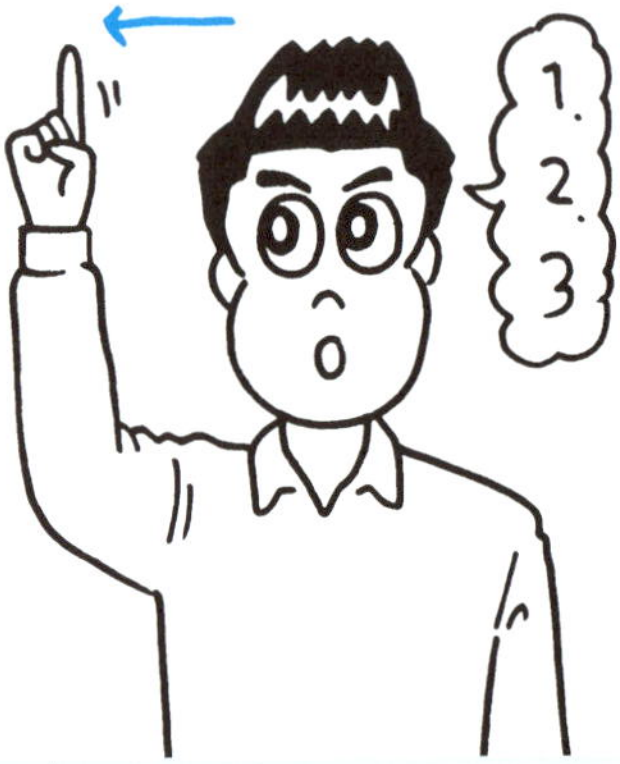

5.

指先を同じ高さで保ったまま、今度は右方向に移動させ、両目で見られる限界まできたら、「1・2・3」と数える間、見つめる。

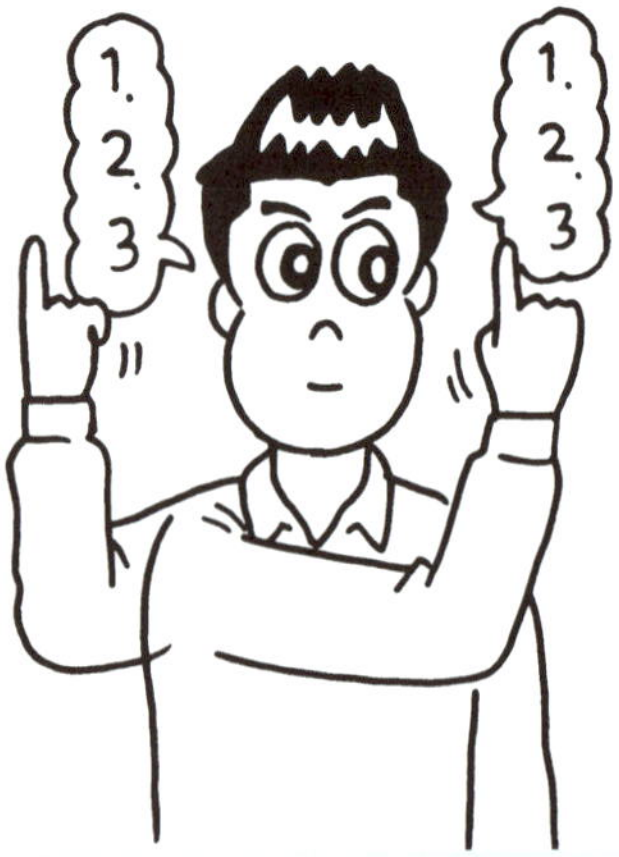

6.

指先を目の高さに下ろし、同様に左右方向に動かして、それぞれ「1・2・3」と見つめる。

Training

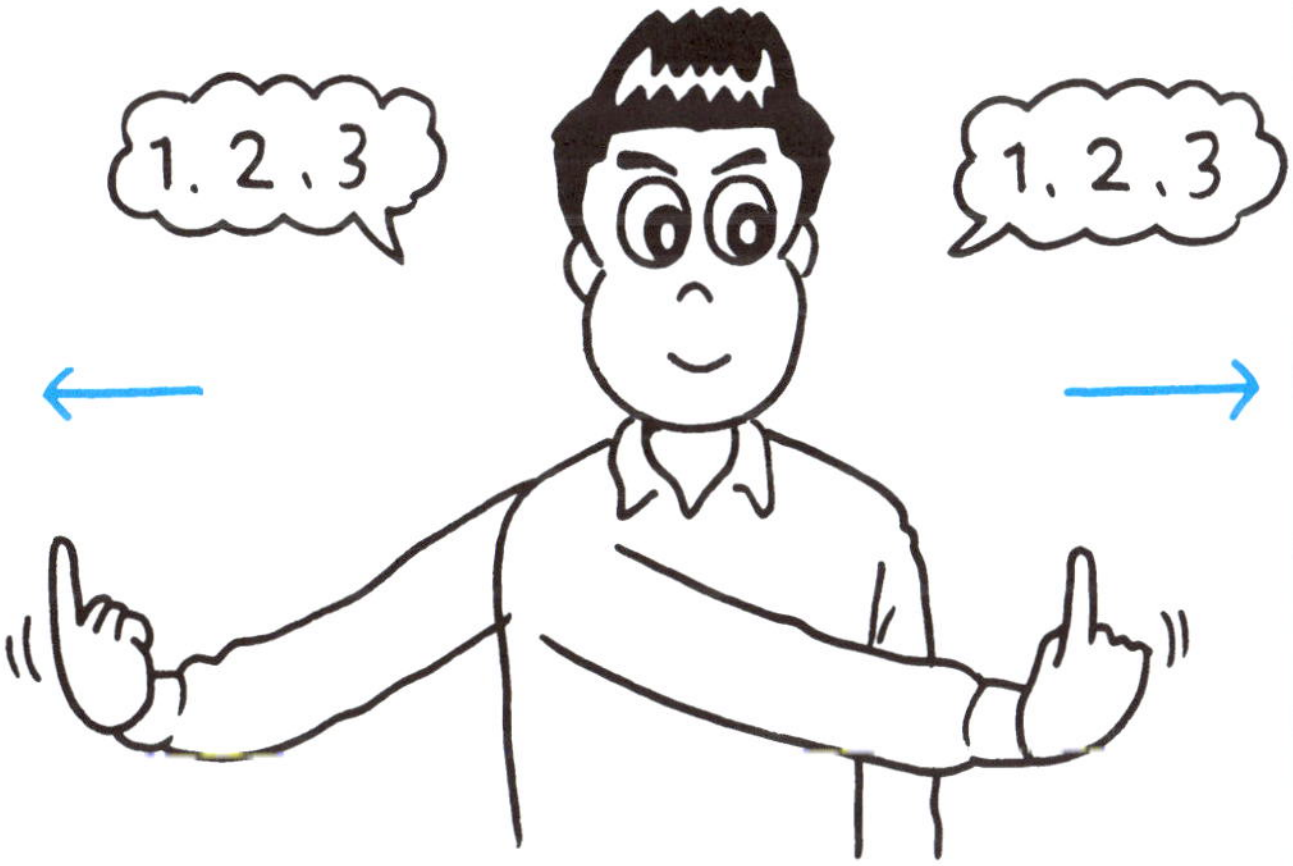

7. 指先を垂直下方に、両目で見られる限界まで下ろす。同様に、左右方向に動かしてそれぞれ「1・2・3」と見つめる。

この図を見るだけで、目の筋肉が強くなる！

準備トレーニングBでは、人差し指の指先を、両目の真ん中、顔から5センチほどの位置で、上、中、下、それぞれの段において中、左、右と動かして見つめました。

この空間に想定した面上の点、計9カ所を整理しておくことにしましょう。

まずは、**両目の真ん中、顔から5センチほどの距離で垂直に、かつ顔の前面に平行に、透明の下敷きを置いたと想定**してください。

下敷きの中心は、目の高さで、両目の真ん中、鼻の前方になります。

この中心点をⒺとし、そこから左右に水平線を想定して、これを**「中の水平線」**と呼ぶことにします。

さて、顔を垂直にしたまま動かさないで両目で上方向を見ます。

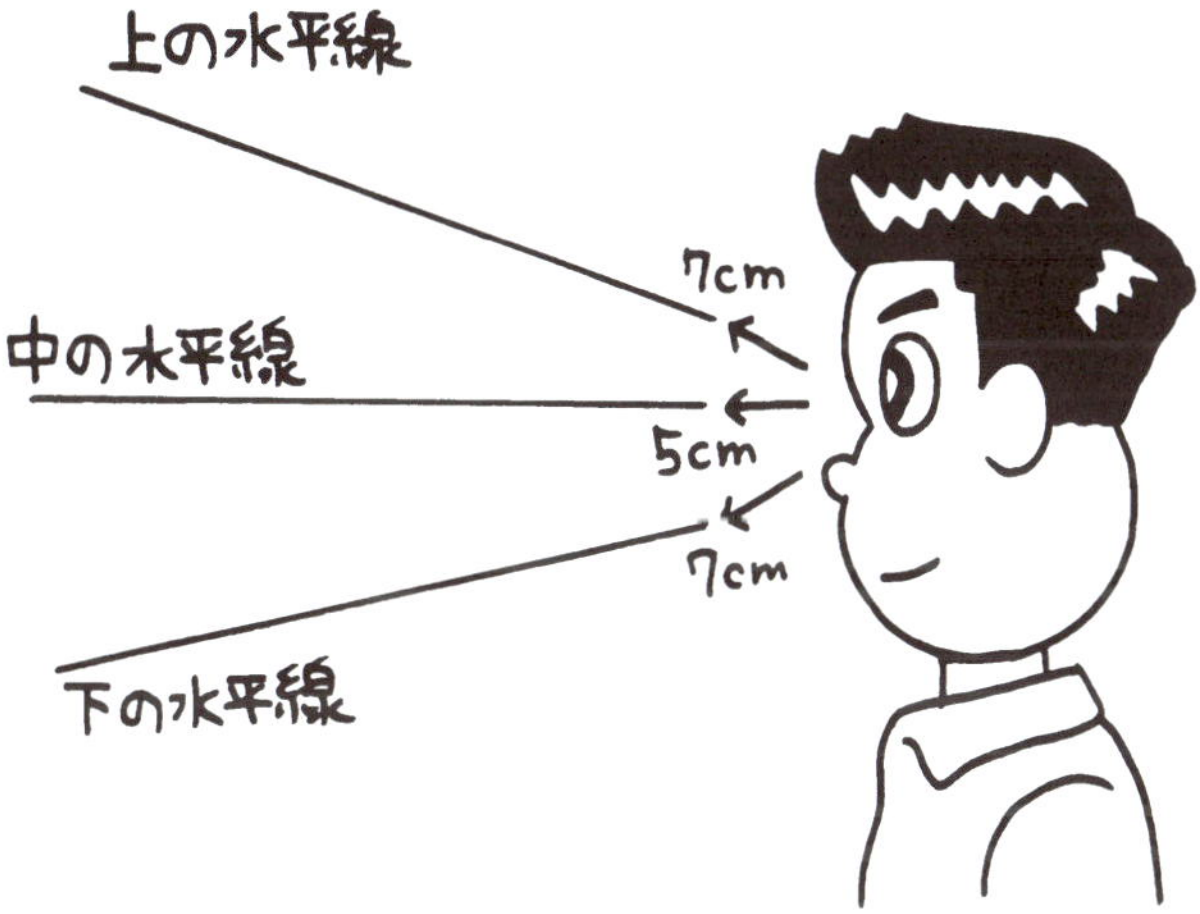

下敷きの面と目の距離は、約7センチ弱。

その高さで左右に水平線を想定して、これを**「上の水平線」**と呼ぶことにします。

同様にして、顔を動かさないで両目で下方向を見ます。

下敷きの面と目の距離は、やはり約7センチ弱。

その高さで左右に水平線を想定して、これを**「下の水平線」**と呼ぶことにしましょう。


さらに、「上」「中」「下」の各水平線のそれぞれの高さを見ながら、両目を左方向の限界まで動かして見る点・中で見る点・右方向の限界まで動かして見る点、それぞれを、次のように呼ぶことにしましょう。

（上・左）をA

◆透明の下敷き（縮小図）

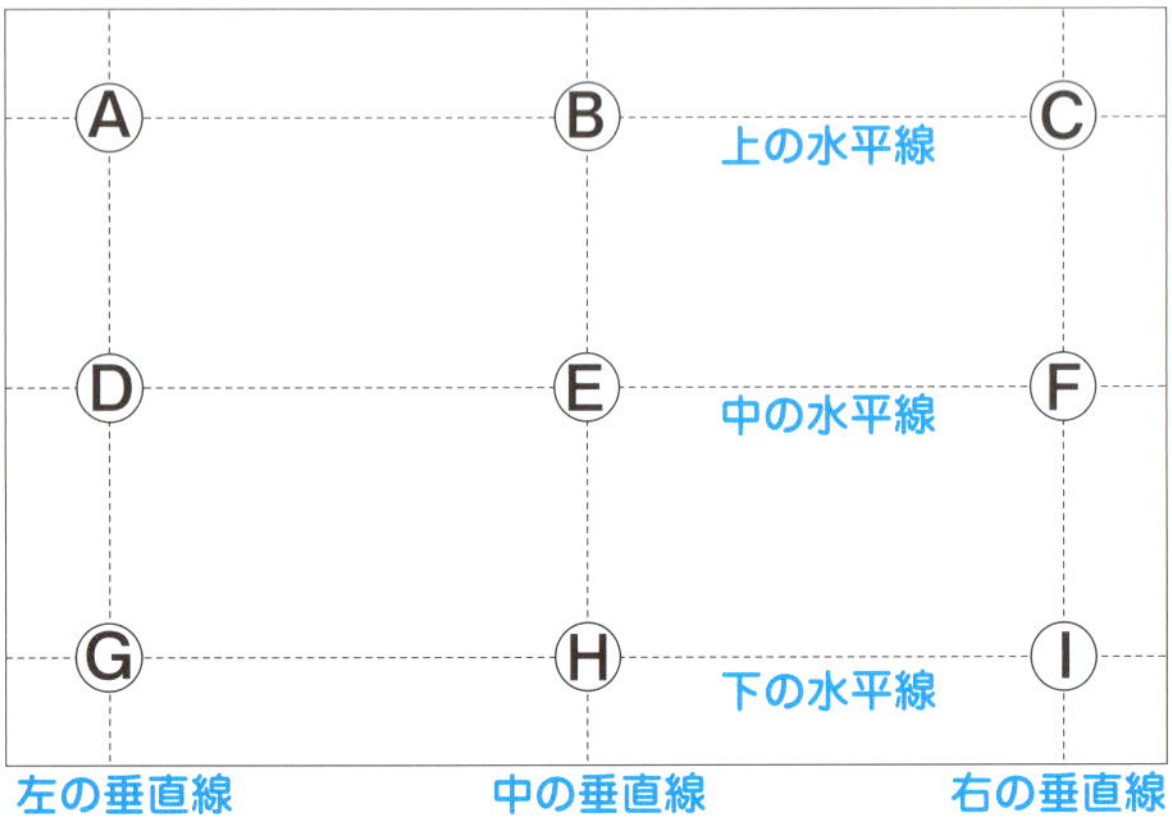

（上・中）をB
（上・右）をC
（中・左）をD
（中・中）をE
（中・右）をF
（下・左）をG
（下・中）をH
（下・右）をI

こうして目の前に想定した透明の下敷き上には、合計9個の点が想定されることになります。

およそのところでいえば、「上」「中」「下」の各高さの水平線上では、「左」の点も「右」の点も、「中」を通る垂直線から13センチほど離れたところに想定されることになります。

ただし、ここで何センチという数字にはこだわる

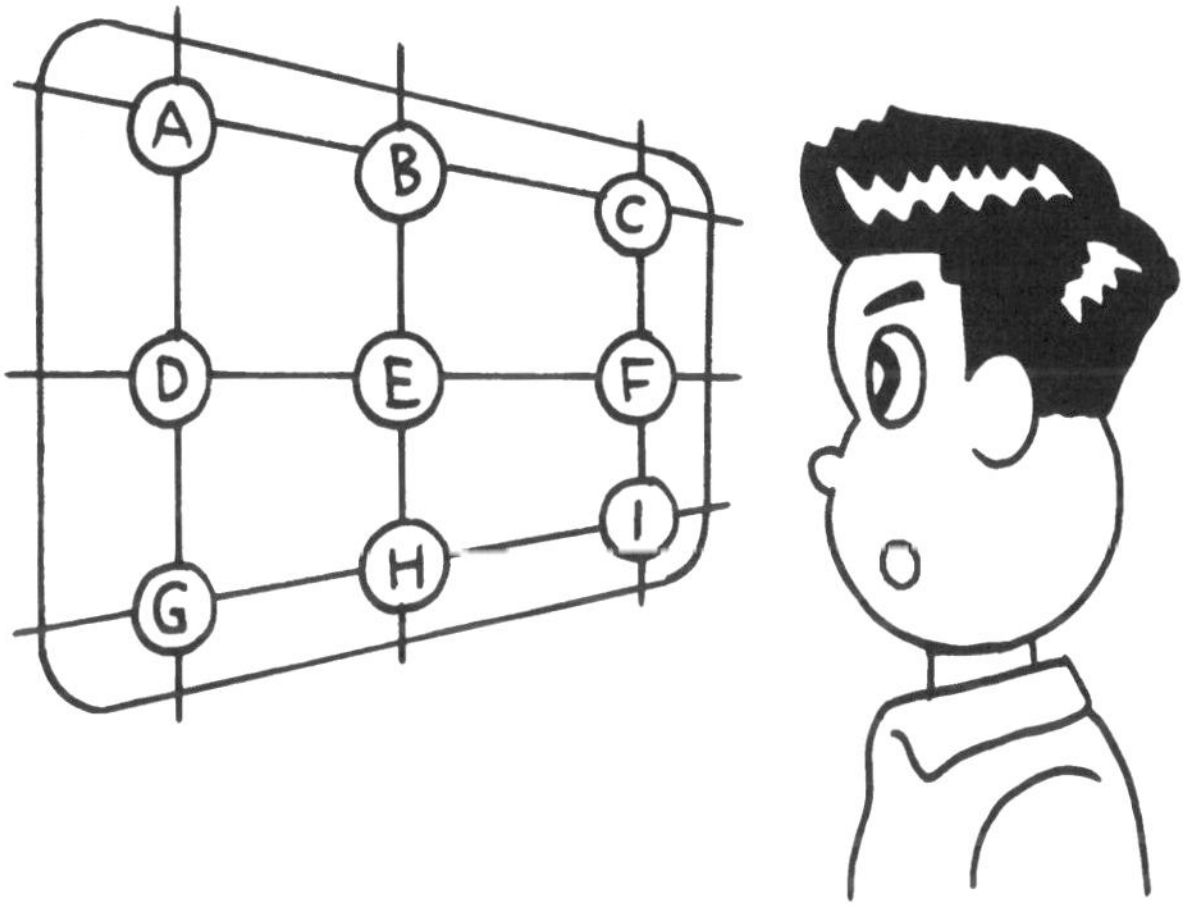

必要はありません。

大切なのは、顔を動かさないで上方向一杯、左方向一杯、中、右方向一杯を見ること。どの高さでも、両目を左右方向一杯に動かすことです。

これ以降、Ｐ74～Ｐ83でご説明する「方向遠近トレーニング」の説明では常にこの9点の位置が問題になってきますので、ここで説明した内容は、十二分に理解しておいてください。

※なお、「方向遠近トレーニング」の1点視はできても、2点視、そして3点視～5点視ができないという人がいます。2点視以上ができない方はＰ149以降の**【反り目の練習A】・【反り目の練習B】**を行なってください。

Training

方向遠近トレーニング1（「1点視」の練習）

両目による1点視（1点だけを見つめる）を行なうことで、**超近距離を見る能力をトレーニング**します。【※顔や首は動かさないこと】

①イメージした下敷き（P72）のE（中・中）の位置に、左ページの「トレーニング1用紙」の点をかざして見つめる。

②トレーニング用紙の点をA（上・左）の位置に移動させながら、顔を動かさずに両目で点を追う。

③A（上・左）の位置に点を停止、「1・2・3」と数える間、両目で見つめる。

④点を手でB（上・中）の位置に移動させ、同様に見つめる。

⑤点を手でC（上・右）の位置に移動させ、同様に見つめる。

⑥以下D（中・左）、E（中・中）、F（中・右）と同様に行なう。

⑦以下G（下・左）、H（下・中）、I（下・右）と同様に行なう。

⑧目を閉じ、手のひらで軽くおおって、イメージの中で②～⑦をくり返す。

⑨軽く目を閉じたまま30秒ほどリラックスした後、次のトレーニングに進む。

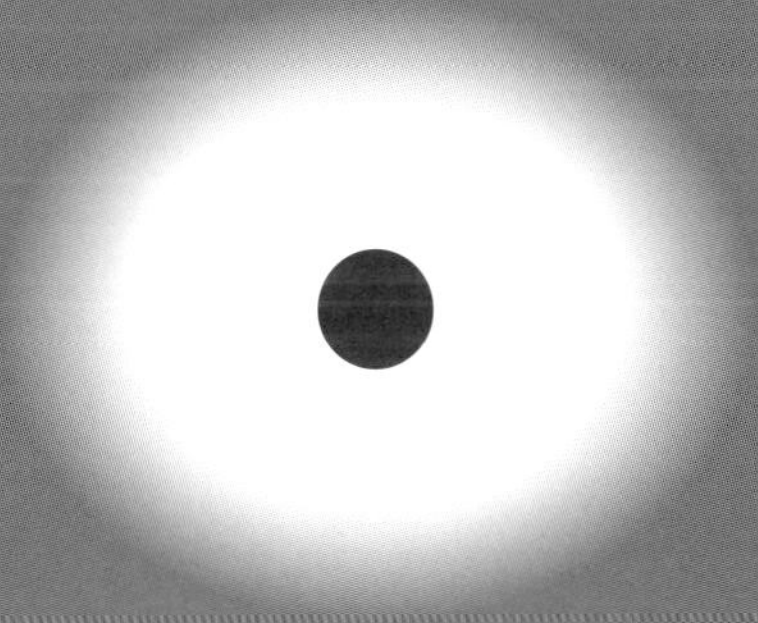

（このページはこのままお使いください）

Training

方向遠近トレーニング2（「2点視」の練習）

両目による2点視（2点を同時に見る）を行なうことで、**近距離を見る能力をトレーニング**します。

①左ページの2つの点の真ん中を、イメージした下敷きのE（中・中）の位置にかざして両目で2点を均等に見つめる。

②2点全体をA（上・左）の位置に移動させながら、顔を動かさずに両目で追う。このとき軽い反り目で、できるかぎり2点を均等に見るように努力すること。

③A（上・左）の位置に2点を停止させ、「1・2・3」と数える間、両目で2点全体を見つめる。

④その後は、P74の「方向遠近トレーニング1」と同様に、B（上・中）、C（上・右）、D（中・左）〜I（下・右）までを同様に行なう。

⑤目を閉じ、手のひらで軽くおおって、イメージの中で②〜④をくり返す。

⑥軽く目を閉じたまま30秒ほどリラックスした後、次のトレーニングに進む。

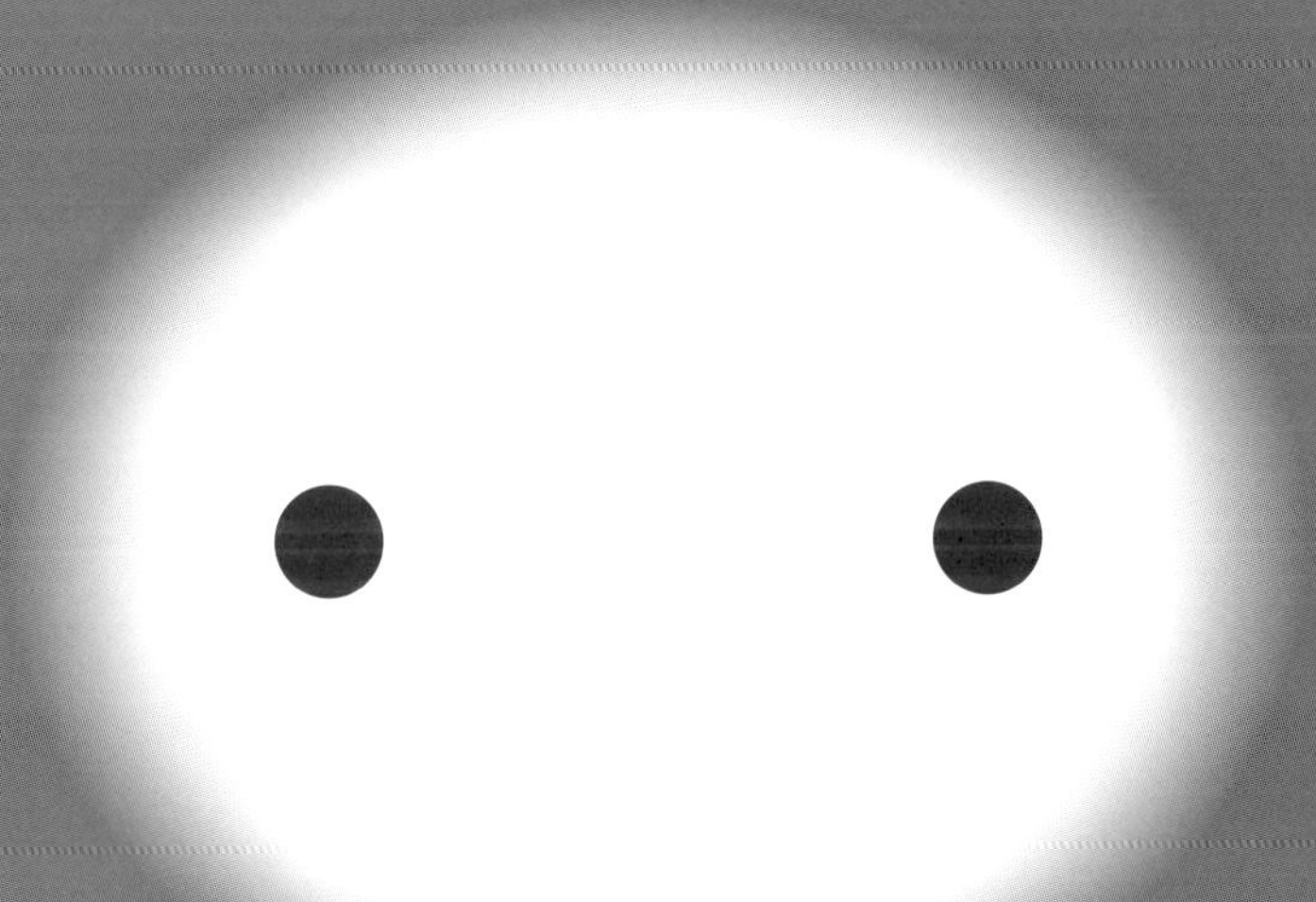

（このページはこのままお使いください）

Training

方向遠近トレーニング3（「3点視」の練習）

両目による3点視を行なうことで、**中距離を見る能力をトレーニング**します。

この本を横にして、左ページの3つの点が水平に並ぶ形で見るようにします。

①3つの点の真ん中の点を、イメージした下敷きのE（中・中）の位置にかざして、両目で3点すべてを均等に見る。

②3点全体をA（上・左）の位置に移動させながら、顔を動かさずに両目で追う。このときかなりの反り目になるが、できるかぎり3点すべてを均等に見るように努力すること。3点のうち左端の点がA（上・左）に来るくらいを目安にする。

③A（上・左）の位置に3点を停止させ、「1・2・3」と数える間、両目で全体を見つめる。

④以後、右に移動させた場合は右端の点をCに合わせ、これまでと同様にI（下・右）までを行なう。

⑤目を閉じ、手のひらで軽くおおって、イメージの中で②〜④をくり返す。

⑥軽く目を閉じたまま30秒ほどリラックスした後、次のトレーニングに進む。

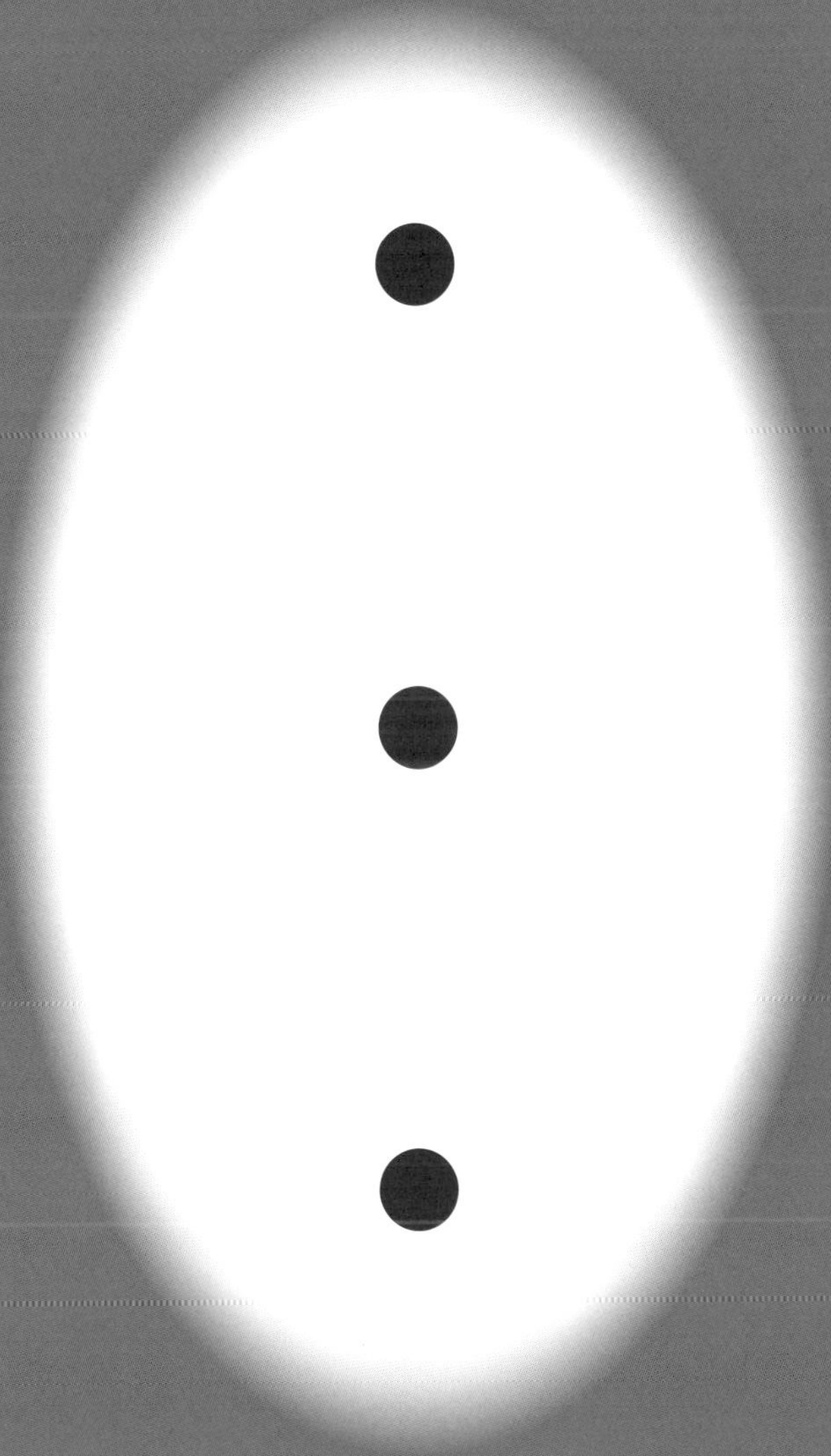

（このページは横にしてお使いください）

Training

方向遠近トレーニング4（「4点視」の練習）

両目による4点視を行なうことで、**遠距離を見る能力をトレーニング**します。

この本を横にして、左ページの4つの点が水平に並ぶ形で見るようにします。

①左ページの4つの点の真ん中を、イメージした下敷きのE（中・中）の位置にかざして、両目で4点すべてを均等に見つめる。4点すべてを均等に見ようとすると、通常よりも両目が開き気味になるのを感じる。

②4点全体をA（上・左）の位置に移動させながら、顔を動かさずに、両目で追う。このときかなり強い反り目になるが、4つの点のうちの左端の点がA（上・左）の位置に来るくらいを目安とする。

③A（上・左）の位置で「1・2・3」と数える間、両目で見つめる。

④以下同様に、右に移動させた場合は右端の点をCに合わせ、I（下・右）までを行なう。

⑤目を閉じ、手のひらで軽くおおって、イメージの中で②〜④をくり返す。

⑥軽く目を閉じたまま30秒ほどリラックスした後、次のトレーニングに進む。

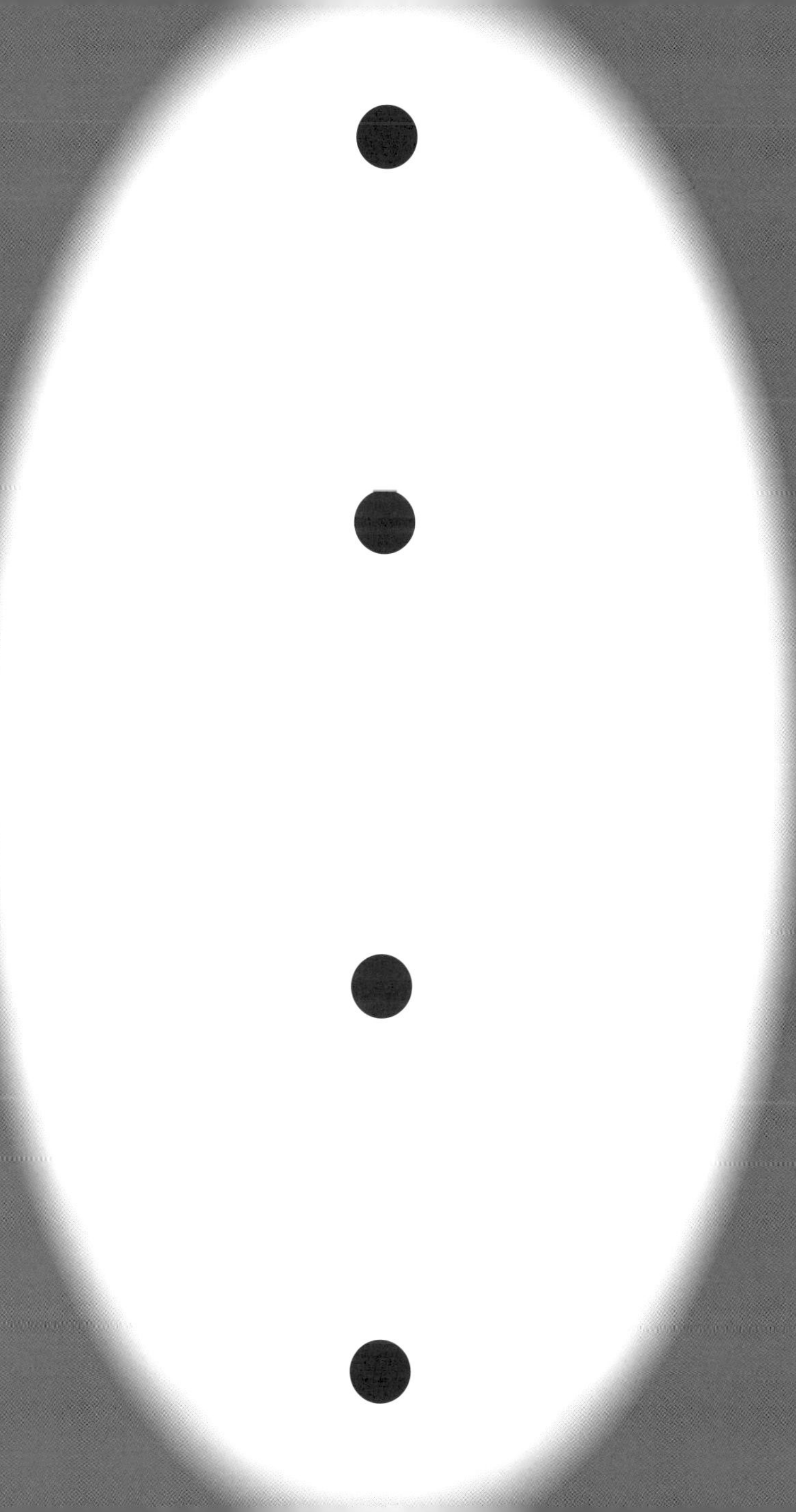

（このページは横にしてお使いください）

Training

方向遠近トレーニング5（「5点視」の練習）

両目による5点視を行なうことで、**超遠距離を見る能力をトレーニング**します。この本を斜めにして、左ページの5つの点が水平に並ぶ形で見るようにします。

①5点の真ん中の点を、イメージした下敷きのE（中・中）の位置にかざして、両目で5点すべてを均等に見つめる。4点視のときよりもさらに両目が開き気味、強い反り目になるのを感じる。

②5点全体を垂直に真上方向に移動させながら、顔を動かさずに、両目で追う。

③5点の真ん中の点をB（上・中）の位置にして、5点全体を均等に見つめる。

④同様に5点の中心をE（中・中）の位置にして5点全体を均等に見つめる。

⑤5点の中心をH（下・中）の位置にして5点全体を均等に見つめる。

⑥目を閉じ、手のひらで軽くおおって、イメージの中で②～⑤をくり返す。

⑦軽く目を閉じたままリラックスして、30秒ほど休む。方向遠近トレーニング終了。

(このページは斜めにして
お使いください)

デスクの蛍光灯だけで、簡単に目が良くなる

P74～P83の「方向遠近トレーニング」を終了した時点で、さらに次ページから紹介する「明暗トレーニング」を付加しておいてください。

まずは、昼間の（晴れた日の）明るい窓の前に立つか、蛍光灯のデスクライト（白熱灯は網膜に対する刺激が一点に集中するので使ってはいけません）を準備します。

その上で次のように行ないます。

✦明暗トレーニング

1.

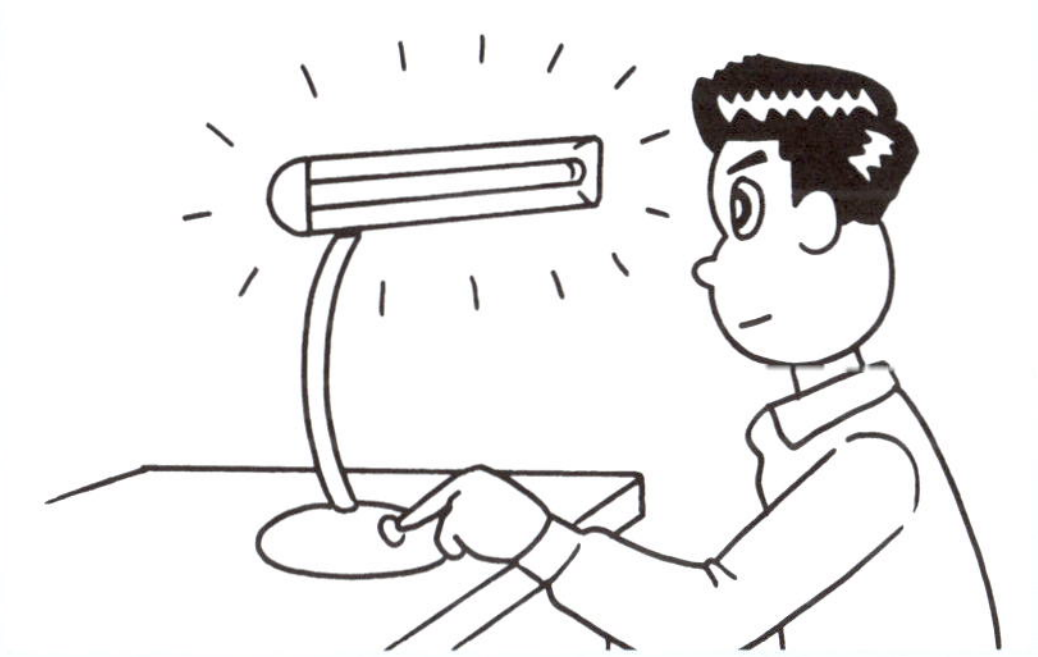

顔から10センチくらいの距離で、蛍光灯の光を2〜4秒間見つめる。窓から空を見上げてもOK（その際は決して太陽を直接見ないように。どちらの場合でも、少しまぶしすぎると感じたら、目を閉じたまま“光を見る”ようにする）

2.

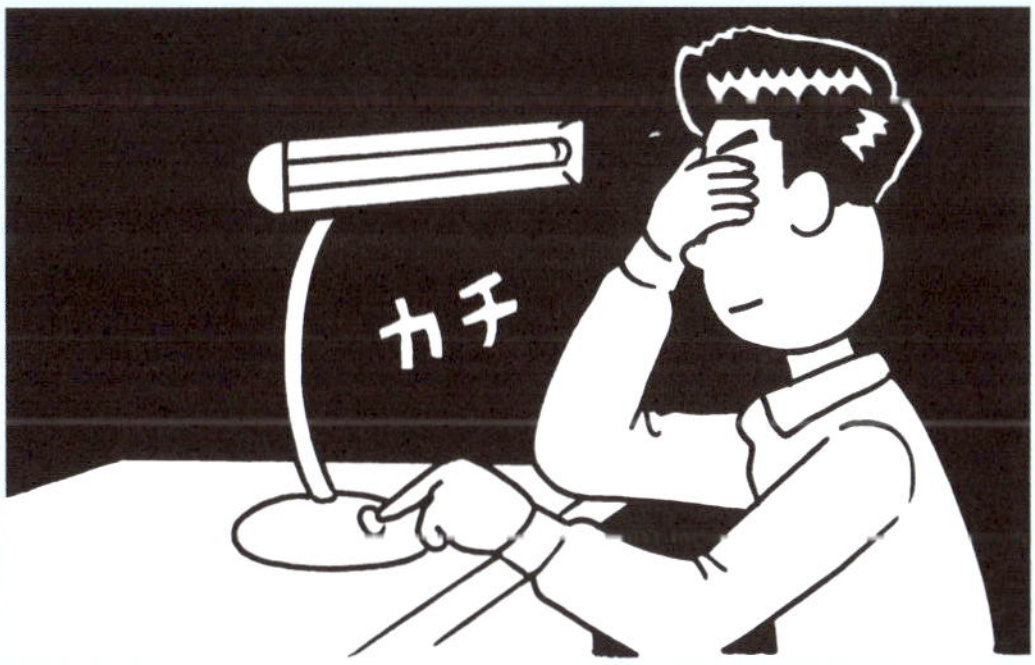

デスクライトのスイッチを切って、目を閉じ、さらに手で目をおおい、そのまま2〜4秒間。

Training

3.

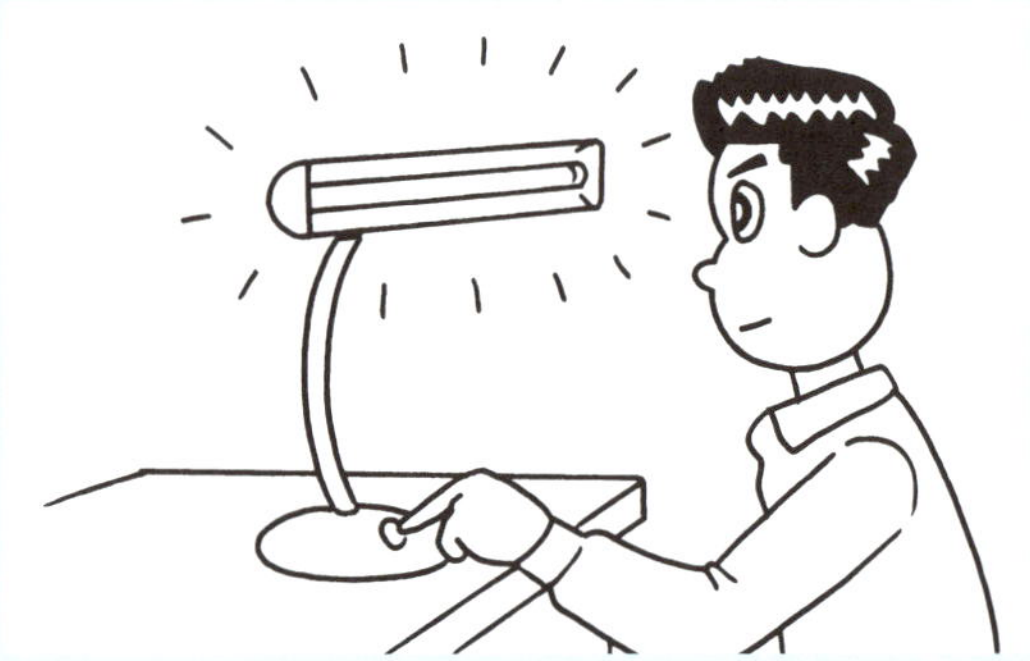

再び目を開き、デスクライトのスイッチを入れて、光を数秒間見つめる。

4.

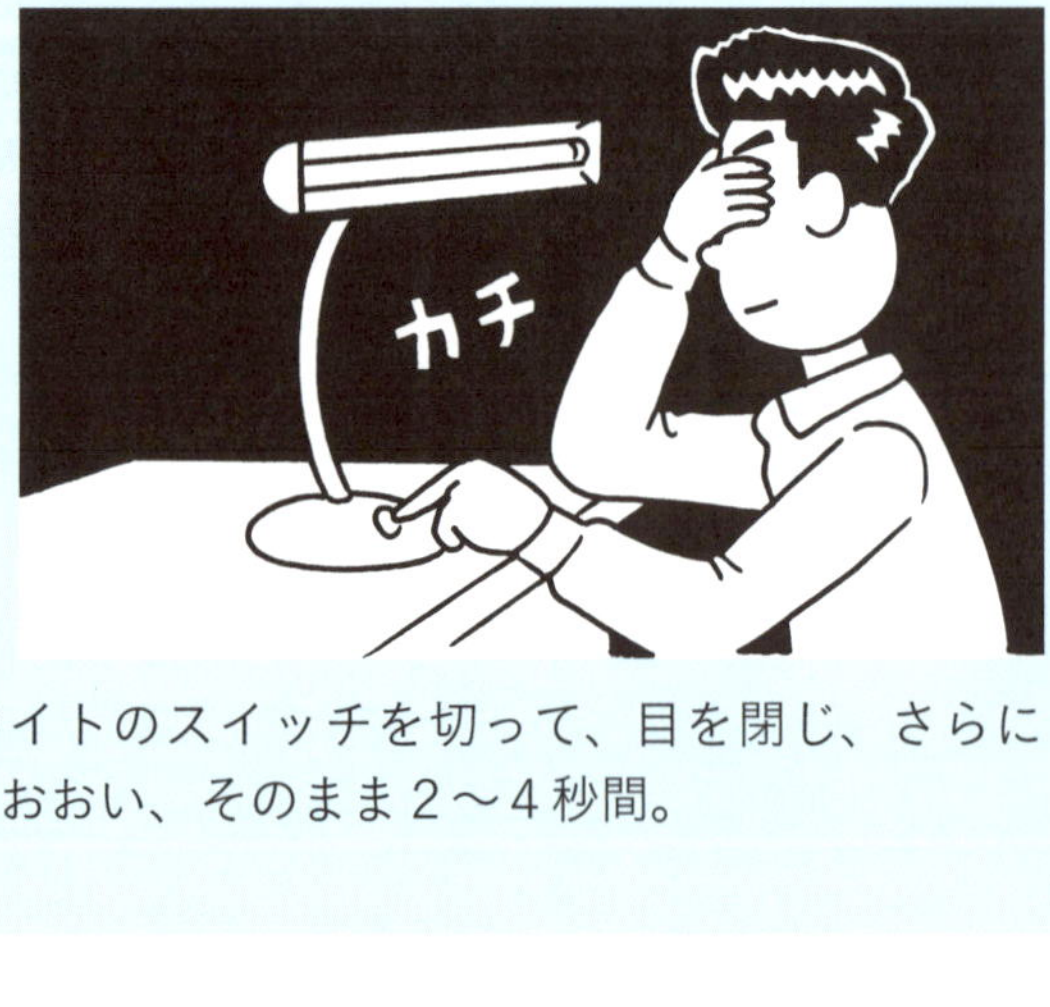

デスクライトのスイッチを切って、目を閉じ、さらに手で目をおおい、そのまま2〜4秒間。

10分しかなくても、こんなに効果が！

方向遠近トレーニングの1点視から5点視まで、および明暗トレーニングを完全に行なったとしても、これに要する時間は10分ほどでしかありません。

この**1セットのトレーニングを、毎日、朝、昼、夜の最低3回はくり返し、なおかつ継続する**ことをおすすめします。

目にかすみや疲れを感じたときに、ストレッチの意味で随時行なうのも有効です。

【1日のトレーニング回数】

方向遠近トレーニング
明暗トレーニング
――1セット×3回（朝、昼、夜）：約30分

PART 3

この“2つのトレーニング”だけで、あなたの目は必ず良くなる!

準備するものは、たった2つだけ！

本書のＰＡＲＴ２でご紹介したトレーニング法は、初めての方にも理解しやすいようにまとめた、ＰＡＲＴ３を行なうための準備体操、いわば簡略形です。

より本格的に、またより確実な効果を求める方には、このＰＡＲＴ３の【特効編】のトレーニングをおすすめします。

すでにお話ししたことと重複する部分も少なくありませんが、理解を深めるために重複を恐れずに書き進めることにします。

【準備するもの】

視力回復トレーニング【特効編】に必要なものは次の2つだけです。

（1）デスクライト（蛍光灯）

（2）15点紙（本書の巻末に綴じ込み）

デスクライトについては、できるなら瞬間点灯するタイプのものを準備してください。

ただし、白熱灯は網膜に集中的な刺激を与えますので好ましくありません。あくまでも白色の光を放つ蛍光灯の使用を前提とします。

巻末の「15点紙」は、本書から切り取り、補強のために適当な厚紙か下敷きなどに貼って使用してください。

さて私のトレーニング法は、デスクライトと「15点紙」の2つを使って、それぞれに1種類ずつ、計2種類のトレーニングを毎日継続的に行なうことを基本としています。

デスクライトを使用して行なうトレーニングを**明暗トレーニング【特効編】**、15点紙を使用して行なうトレーニングを**方向遠近トレーニング【特効編】**と呼んでいます。

なお、トレーニング時のメガネやコンタクトレンズの使用については、前にご説明したことと同様です（Ｐ63参照）。

Training
1

明暗トレーニング【特効編】

＝目に入る光の量を調節する「虹彩」を鍛える

✦明暗トレーニング【特効編】

1.

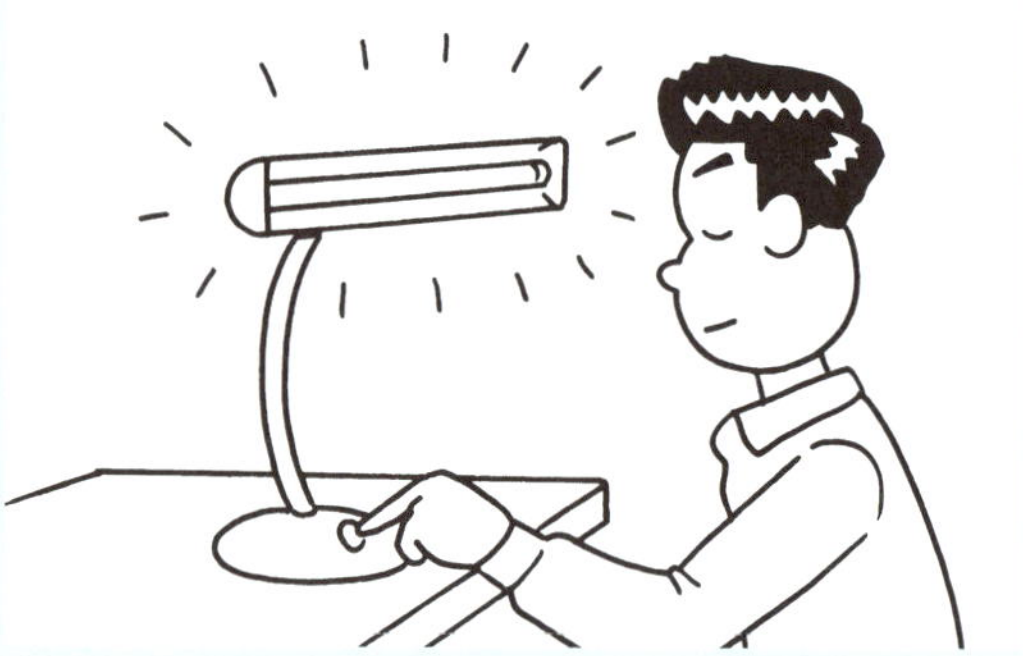

デスクライトの発光部そのものから、5～20センチの距離に両目を位置させ、蛍光灯を点灯する（距離は、明るい蛍光灯なら遠く、暗い蛍光灯なら近くに調節する。目を閉じたときに若干まぶしく感じるくらいが適切な距離）。目を閉じたまま、まぶたの向こうの光を見つめる。そのまま「1・2・3・4」とゆっくり数える。

Training

2.

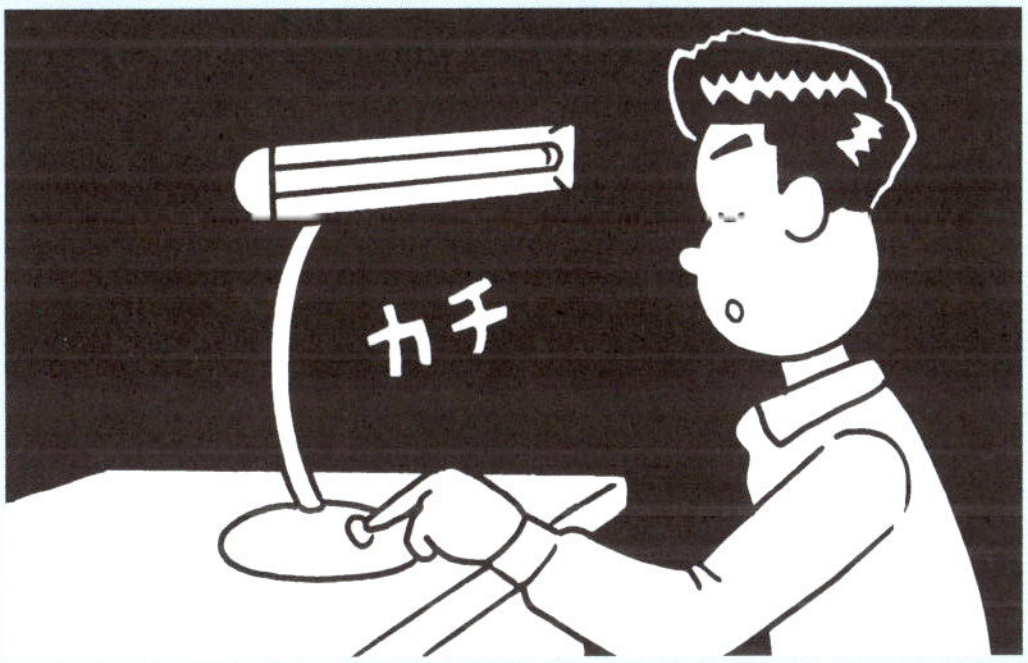

デスクライトのスイッチを切って暗くする。まぶたの向こうの暗さを見つめながら「1・2・3・4」とゆっくり数える。

3.

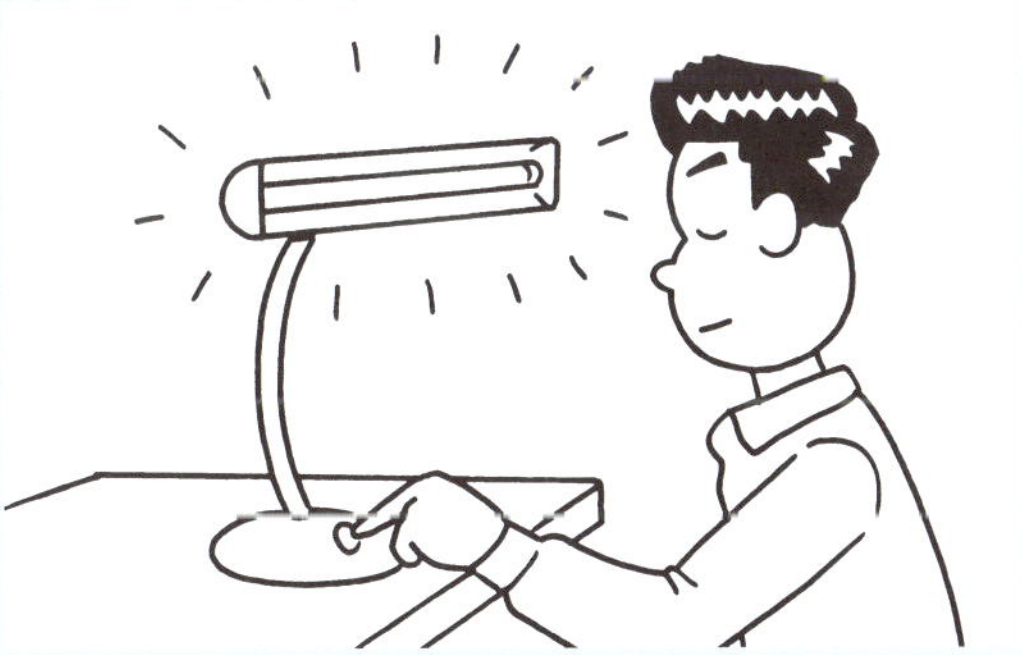

再びデスクライトを点灯し、①〜②の明状態と暗状態の反復を、10回ほどくり返す。

◆明暗トレーニング【特効編】の注意点

慣れた段階では、目を開いて行なうほうがより高い効果が期待できますが、**トレーニング開始当初はすべて目を閉じたまま行なうようにしてください。**

瞬間点灯のできないデスクライトを使用する場合には、スイッチで明暗を操作するよりも、点灯したまま両目のまぶたを手でおおって、暗状態をつくると効果的でしょう。

昼間行なう場合は、デスクライトではなく充分に明るい窓からの外光を代用してもかまいません。

◆なぜ明暗トレーニング【特効編】で視力が回復するのか？

明暗トレーニングの目的は、ＰＡＲＴ1でお話しした「虹彩」の機能増進です。

虹彩は、眼球に入る光の総量を調節します。

また、**「不随意筋」と呼ばれ、自分で意識的に動かすことはできません。**

したがって、**明暗の環境を交互に見ることで、不随意の反応を意図的に起こさせるのが、このトレーニングです。**

さて虹彩という組織は、充分な明るさと暗さを反復的に、かつ日常的に経験することによって初めて本来の機能を保持できるものです。

しかし現代社会に生活する私たちの日常には、それほど大きな明暗差はありません。

明るさはともかくとして、少なくとも〝**充分に暗い環境**〟**の中で物を見る経験が少なすぎるのです。**

また一日の大半を室内で過ごす人の場合には〝**充分に明るい環境**〟**も経験しにくく**

なります。

本来なら、「太陽光の下のきわめて明るい環境」、その一方で「星明かりほどの暗い環境」にまで対応して機能するべき**虹彩は、室内の絶対的に変化量の小さい人工照明の下では、ほとんど活躍する必要がありません**。

その上、テレビ画面やパソコン、あるいは携帯電話など、ほとんど一定の光量を発する面を見つめ続けるとすれば、さらに条件は悪くなります。

こうした環境では、目は明暗変化のとぼしい光を受け入れていればいいのですから、虹彩は光量を調節するという仕事をほとんど忘れてしまって、その機能を著《いちじる》しく低下させてしまいます。

明暗トレーニングは、こうした現代生活特有の生活からくる弊害を補うために行なう、と理解しておいてください。

Training
2

方向遠近トレーニング【特効編】

＝目のピント調節をする「毛様体」と
目を動かす「眼球移動筋」を鍛える

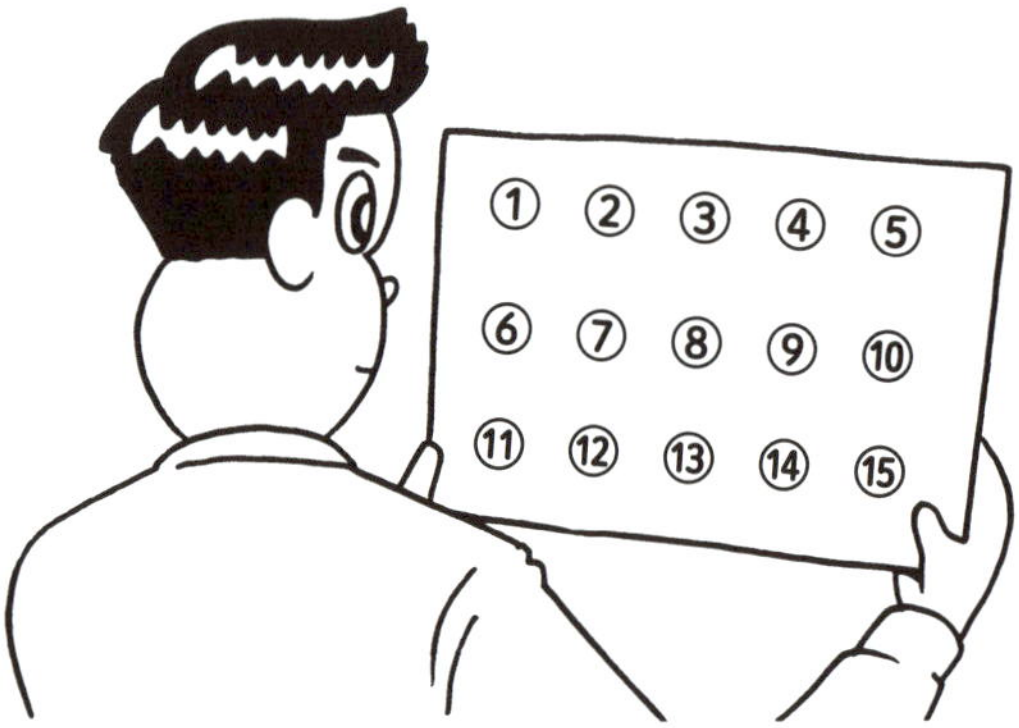

巻末の「15点紙」を使用します。

基本姿勢

- 背を伸ばして頭を垂直に保ちます。
- 「15点紙」を両目の真ん中、顔から約5センチの距離で、垂直に、つまり顔面に平行に持ちます。
  このとき点⑧が両目の高さになるようにしてください。
- 以後のトレーニングは、すべて頭、顔を固定したまま、目線だけを動かして行ないます。

頭、顔を動かしてしまうと、方向遠近トレーニングの意味は半分以下になってしまいます。この点は十二分に注意してください。

〔注〕老眼および遠視の場合、トレーニング開始時から、顔から5センチの距離で行なうのは困難な場合が多いようです。

そこで、**最初は15センチくらいの距離からトレーニングを始め、その後、慣れるにしたがって距離を近づけ、最終的に5センチの距離とすることを目標としましょう。**

✦方向遠近トレーニング【特効編】

「1点視」による超近距離視トレーニング

（1）P100の基本姿勢を保ち、両目で点①の1点を見つめながら「1・2・3・4」とゆっくり数える。

（2）両目の視線を点②に移し、これを見つめながら「1・2・3・4」とゆっくり数える。

（3）以下同様に、点③から点⑮までを順番に、1点につきそれぞれ4秒ずつ数えながら、見つめていく。

〔注〕顔、頭、および15点紙は、決して動かしてはいけません。動かすのは両目だけです。

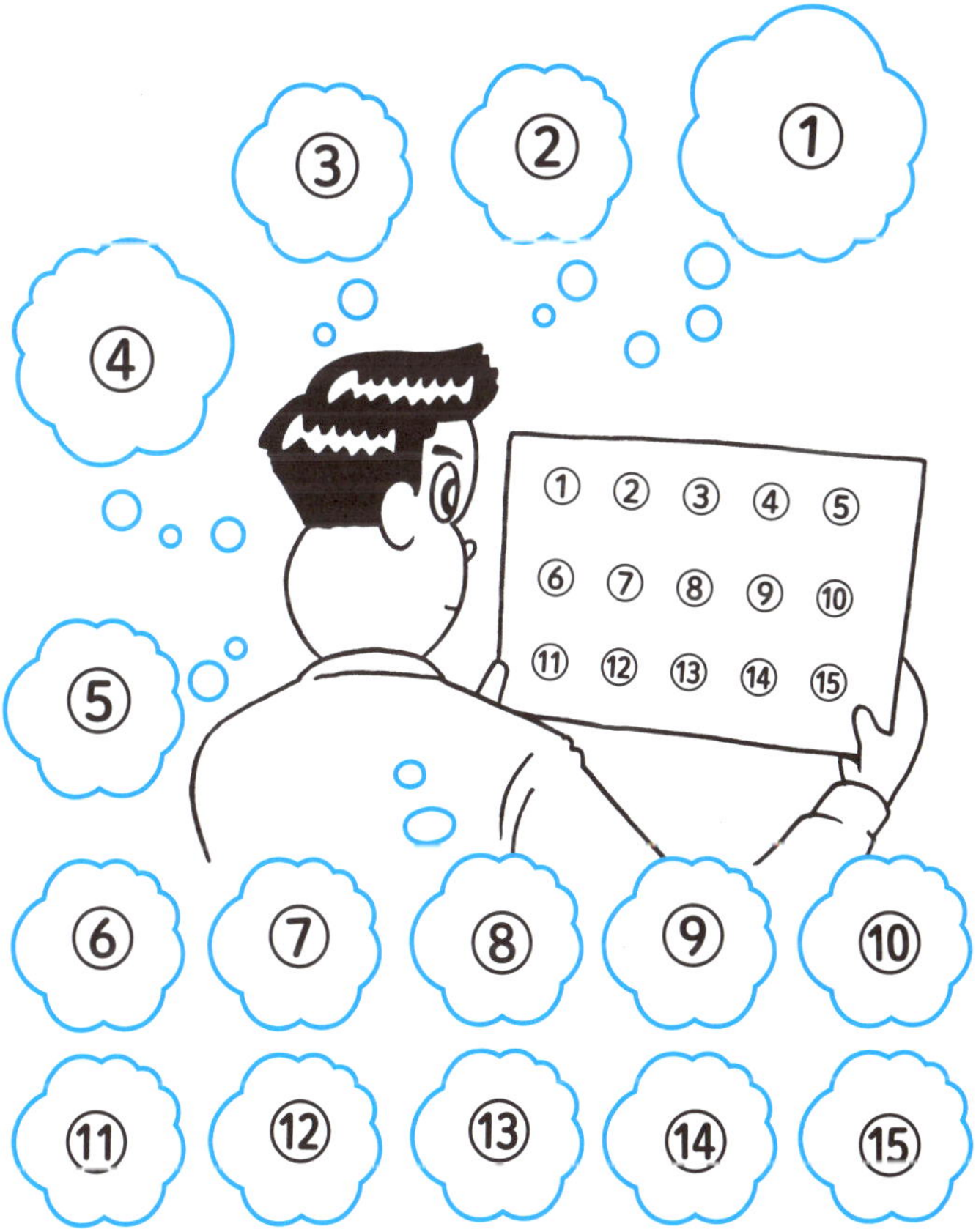
①
②
③
④
⑤
①②③④⑤
⑥⑦⑧⑨⑩
⑪⑫⑬⑭⑮
⑥
⑦
⑧
⑨
⑩
⑪
⑫
⑬
⑭
⑮

Training

「2点視」による近距離視トレーニング

（1）点①と②の2点を同時に、均等に見つめながら「1・2・3・4」とゆっくり数える。

（2）両目の視線を点②と③に移し、これも双方均等に見つめながら「1・2・3・4」とゆっくり数える。

（3）以下同様に、③④、④⑤を見つめる。次は中段に移って⑥⑦、⑦⑧、⑧⑨、⑨⑩という具合に順番に見つめる。下段の⑪⑫、⑫⑬、⑬⑭、⑭⑮の組を見つめて終了する。

〔注〕顔、頭、および15点紙は、決して動かしてはいけません。動かすのは両目だけです。

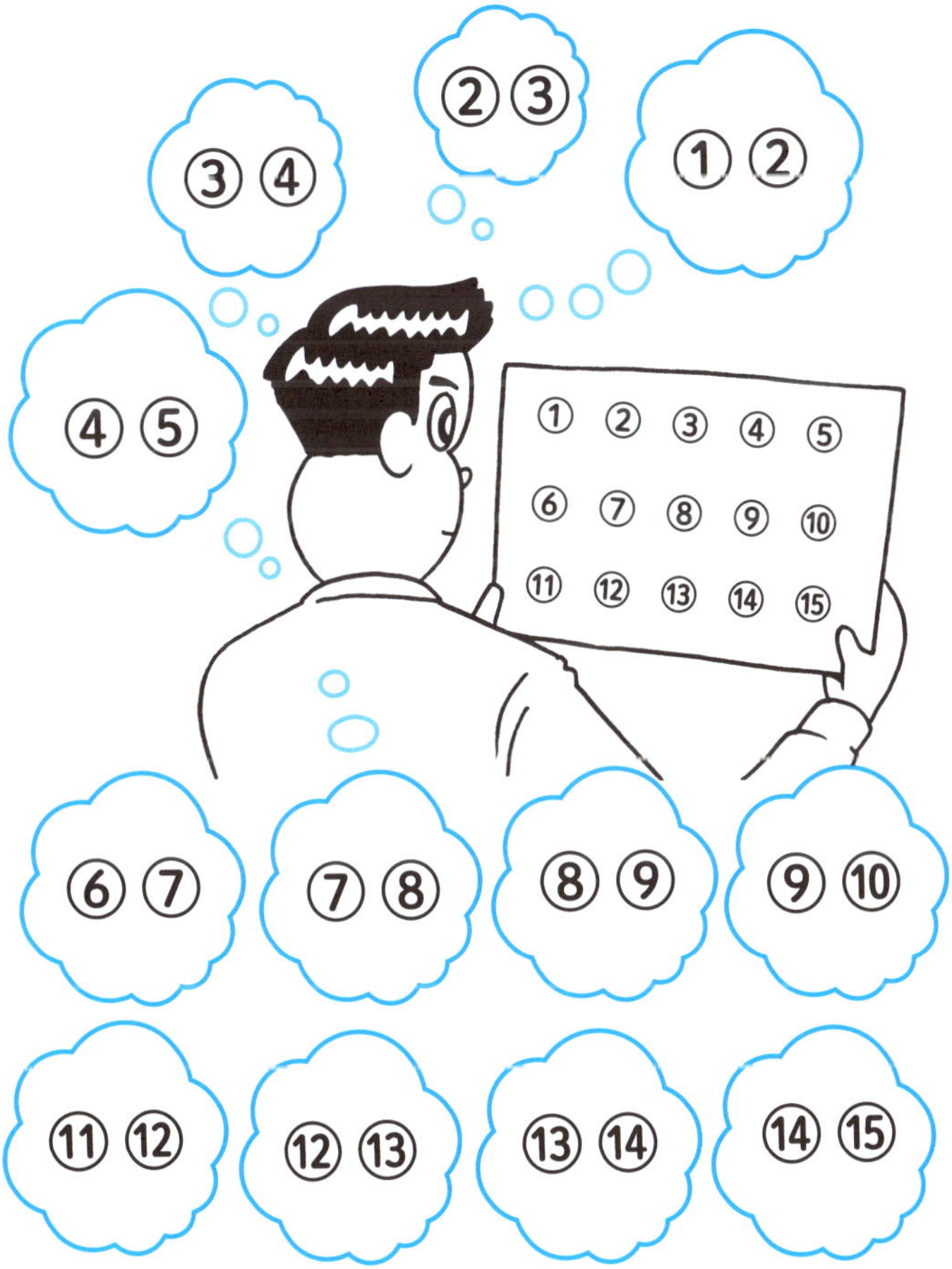
②③
③④
①②
④⑤
① ② ③ ④ ⑤
⑥ ⑦ ⑧ ⑨ ⑩
⑪ ⑫ ⑬ ⑭ ⑮
⑥⑦
⑦⑧
⑧⑨
⑨⑩
⑪⑫
⑫⑬
⑬⑭
⑭⑮

Training

「3点視」による中距離視トレーニング

（1）点①②③の3点を1組にして、同時に均等に見つめながら「1・2・3・4」とゆっくり数える。

（2）以下同様に、②③④、③④⑤の組を見つめる。中段に移って⑥⑦⑧、⑦⑧⑨、⑧⑨⑩の組、下段の⑪⑫⑬、⑫⑬⑭、⑬⑭⑮の組までを見つめて終了する。

〔注〕顔、頭、および15点紙は、決して動かしてはいけません。動かすのは両目だけです。

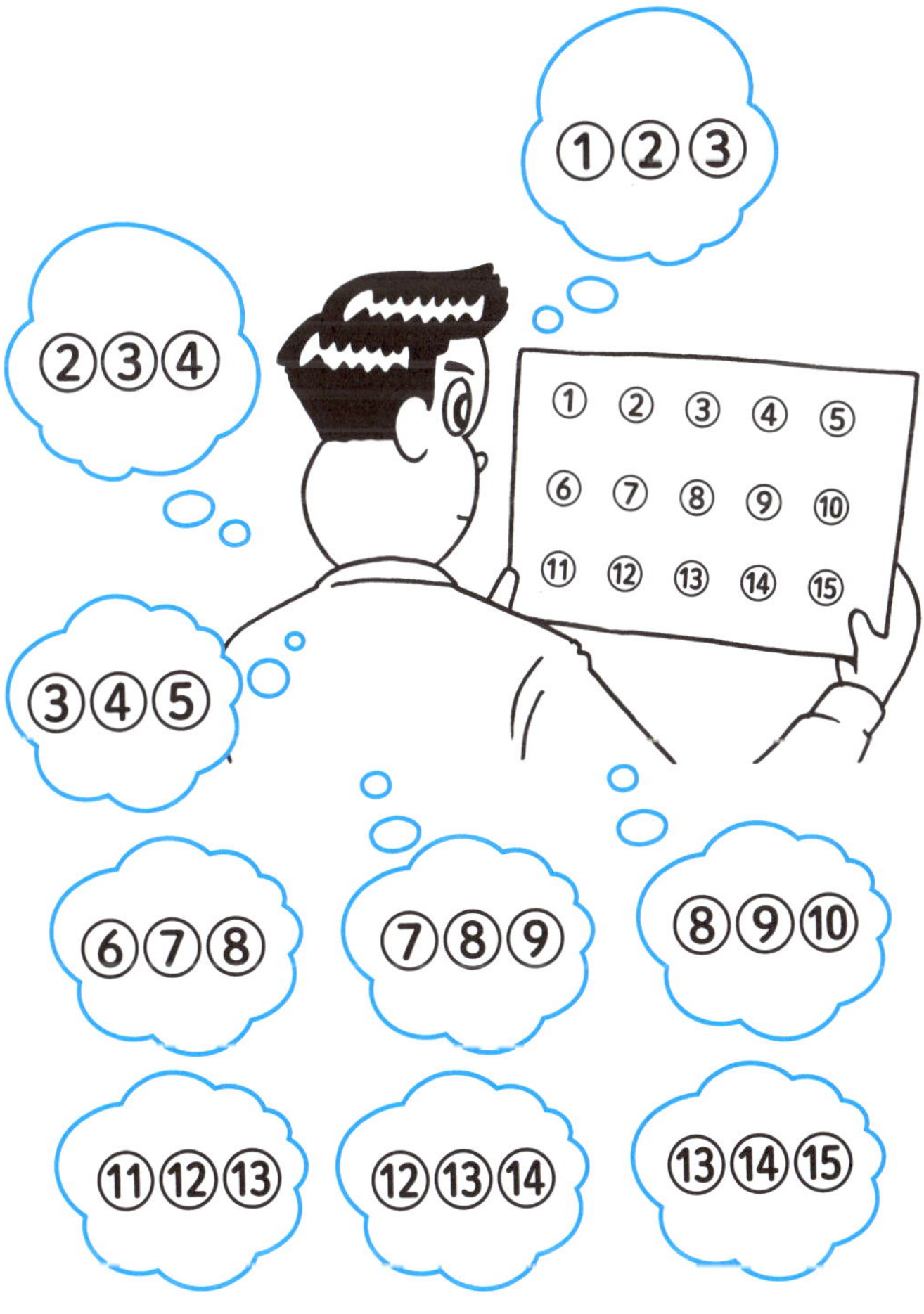
①②③
②③④
①　②　③　④　⑤
⑥　⑦　⑧　⑨　⑩
⑪　⑫　⑬　⑭　⑮
③④⑤
⑥⑦⑧
⑦⑧⑨
⑧⑨⑩
⑪⑫⑬
⑫⑬⑭
⑬⑭⑮

Training

#「4点視」による遠距離視トレーニング

（1）点①②③④までの4点を1組にして、同時に均等に見つめながら「1・2・3・4」とゆっくり数える。

（2）点②③④⑤までの1組に移り、以下同様に、中段の⑥⑦⑧⑨、⑦⑧⑨⑩の組、下段の⑪⑫⑬⑭、⑫⑬⑭⑮の組まで見つめて終了する。

〔注〕顔、頭、および15点紙は、決して動かしてはいけません。動かすのは両目だけです。

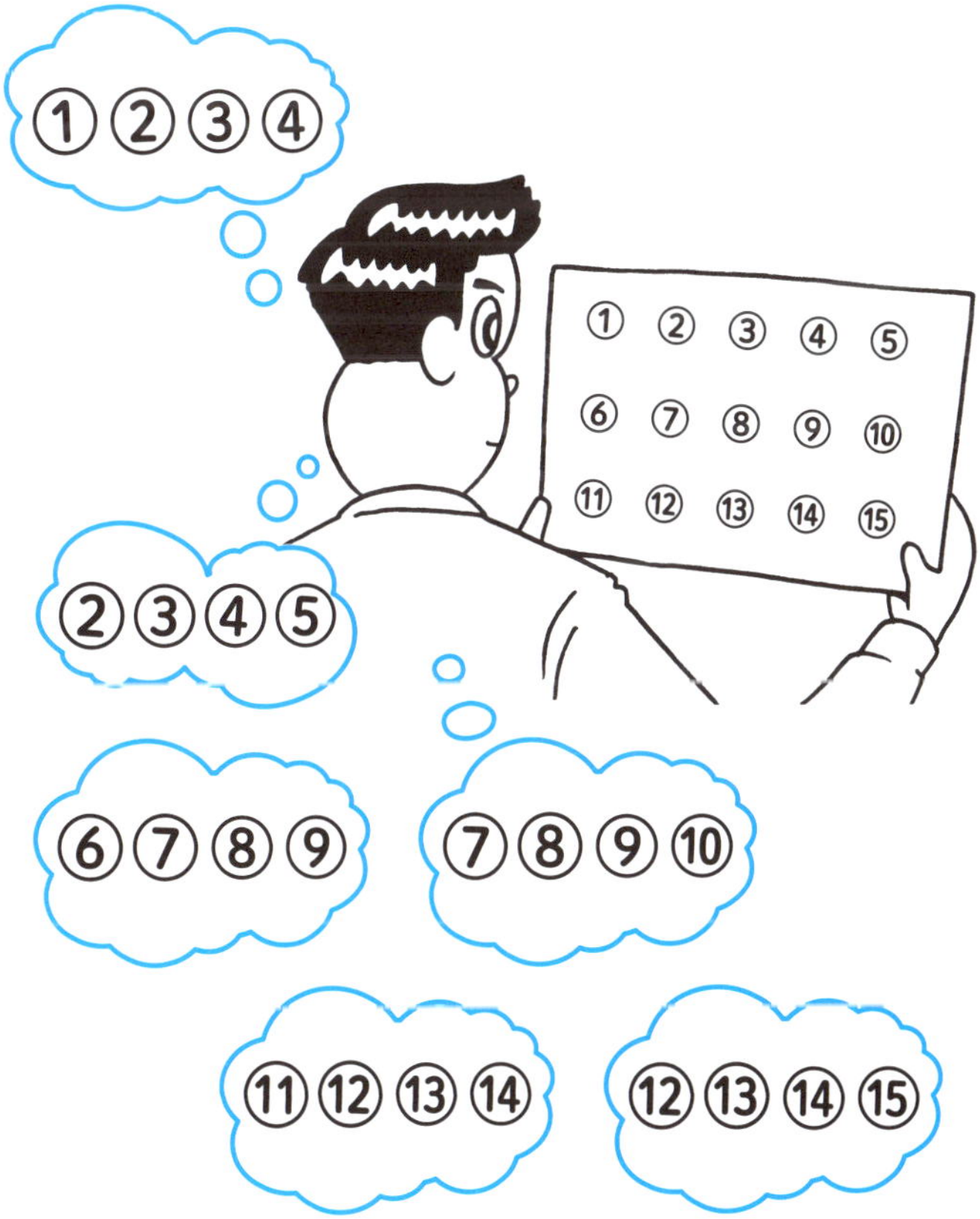
①②③④
①②③④⑤
⑥⑦⑧⑨⑩
⑪⑫⑬⑭⑮
②③④⑤
⑥⑦⑧⑨
⑦⑧⑨⑩
⑪⑫⑬⑭
⑫⑬⑭⑮

Training

「5点視」による超遠距離視トレーニング

(1) 点①②③④⑤の5点を1組にして、同時に均等に見つめながら「1・2・3・4」とゆっくり数える。

(2) 以下同様に、中段の⑥⑦⑧⑨⑩の1組、下段の⑪⑫⑬⑭⑮の1組を見つめて終了する。

〔注〕顔、頭、および15点紙は、決して動かしてはいけません。動かすのは両目だけです。

なお、慣れて熟達してくると、これらのトレーニングは15点紙がなくてもイメージでできるようになります。したがっていつでもどこでも実行可能です。

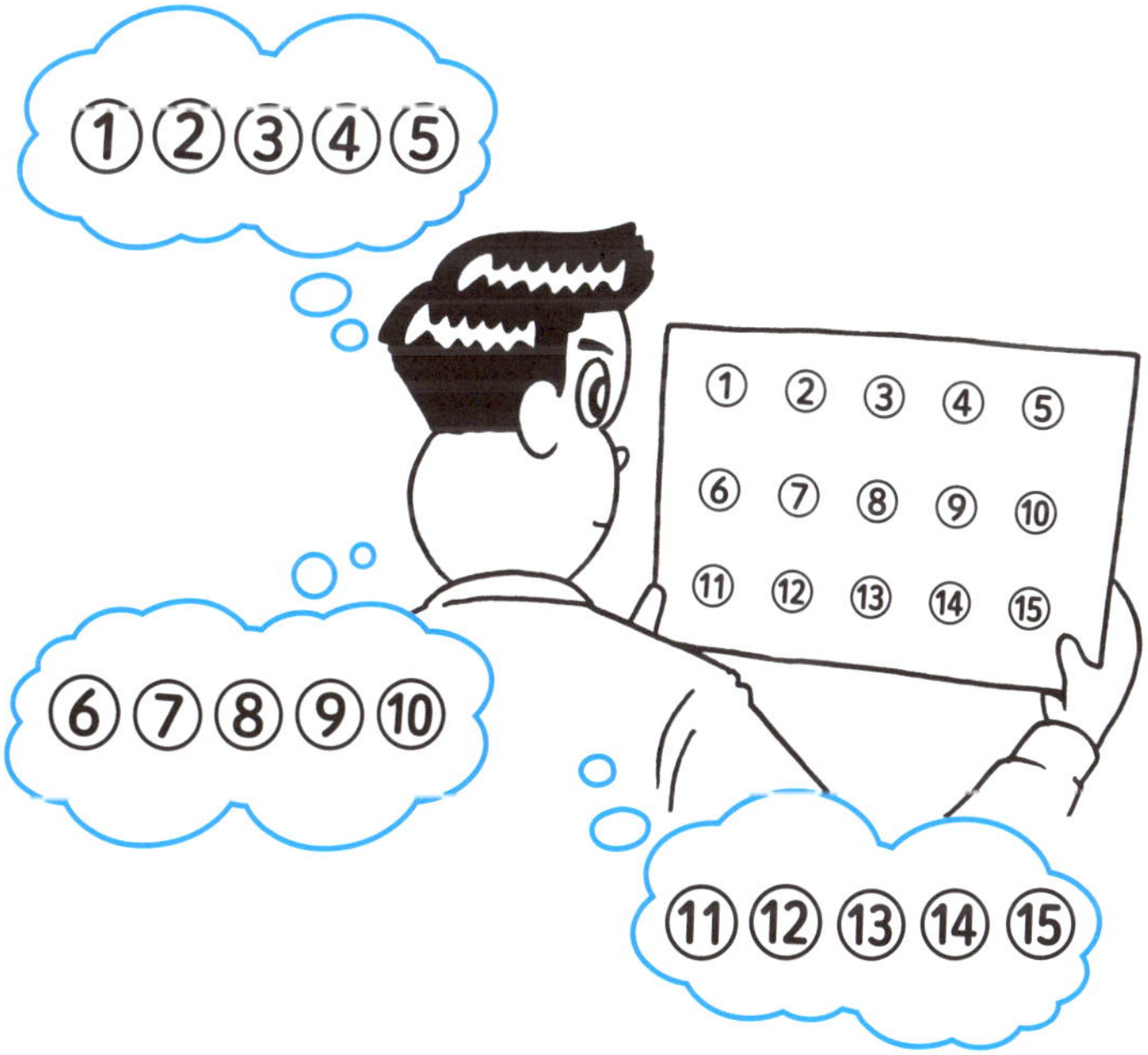
①②③④⑤
①②③④⑤
⑥⑦⑧⑨⑩
⑪⑫⑬⑭⑮
⑥⑦⑧⑨⑩
⑪⑫⑬⑭⑮

◆方向遠近トレーニング【特効編】の注意点

ＰＡＲＴ４でも述べますが、「１点視はできるけれども２点視以上ができない」という質問をよく受けます。

こういった人は肩の力を抜いて、**「漠然としていてもいいから、複数点を意識して見る」**ということを心掛けるようにしましょう。

できない人は、Ｐ149からの〔反り目の練習Ａ〕〔反り目の練習Ｂ〕をやってみてください。

実行してみればよくわかるように、このトレーニングは典型的な筋肉トレーニングです。したがって、ほかの部分の筋肉をトレーニングする場合と同様の注意が必要です。

まず、これまであまり活発に使っていなかった場合がほとんどなのですから、急激に強い負荷をかけること、つまり効果を急いでトレーニングしすぎることは避けてください。

最初はごく軽いレベルに抑えておき、慣れるにしたがって徐々にトレーニング量を増やすようにしましょう。


方向遠近トレーニングが過剰な負荷になるのは、第一に15点紙を近づけすぎて行なった場合です。

その意味では、**いきなり顔から5センチの距離で始めるのではなく、最初のうちは15センチほどの、少し余裕の感じられる距離から始めるのが安全でしょう。**もちろん、慣れるにしたがって距離を近づけることを忘れてはいけません。


また超近距離の1点視を過度に行なった場合にも、負荷が過剰になりがちです。1点視は特に、筋肉に強い緊張を要求するからです。

したがって**トレーニング開始当初は、1点視のみ、ほかよりも軽く行なう**ことからスタートしてください。

ただし、このトレーニングによって、仮に弱い痛みなどの筋肉疲労が自覚されたとしても、一晩の睡眠で簡単に解消されるでしょう。

◆なぜ方向遠近トレーニング【特効編】で視力が回復するのか？

方向遠近トレーニングでは、PART1の前半でお話ししたように、随意筋（自分の意思で動かすことのできる筋肉）である**毛様体と眼球移動筋のすべてを同時に、かつ総合的にトレーニング**します。

毛様体は水晶体の厚さを調節し、レンズである水晶体の屈折率を変化させる筋肉組織です。

したがって**短時間のうちに超近距離から超遠距離までを見つめることで、毛様体の機能を大きく高める**ことができます。

毛様体の機能低下が主因と説明されがちな近視、遠視、老眼の回復が、方向遠近トレーニングによって期待できるのは当然のことでしょう。

眼球移動筋は、眼球を上下左右斜めの複合的な方向へ動かす筋肉です。

もしも眼球移動筋が本来必要とされるだけの柔軟性と運動性を失っていたとすると、その影響は眼球およびその周辺全体におよび、眼球を偏平にさせたり、あるいは毛様体の機能の低下さえ招いたりする可能性があります。


少しばかり理屈っぽくなりますが、念のためにお話ししておきましょう。

私たちの目は、毛様体と眼球移動筋という2組の筋肉群の複合的な働きがあってこそ、あらゆる位置にある物を見ることができるようになっています。

この場合の〝位置〟とは、距離と方向を組み合わせた立体的な位置です。方向遠近トレーニング【特効編】の場合では、次のように分類できます。

- **1点視（超近距離）……15種類（①～⑮）**
- **2点視（近距離）……12種類**（①②、②③、③④、④⑤、⑥⑦、⑦⑧、⑧⑨、⑨⑩、⑪⑫、⑫⑬、⑬⑭、⑭⑮）
- **3点視（中距離）……9種類**（①②③、②③④、③④⑤、⑥⑦⑧、⑦⑧⑨、⑧⑨

⑩、⑪⑫⑬、⑫⑬⑭、⑬⑭⑮）

- **4点視（遠距離）……6種類**（①②③④、②③④⑤、⑥⑦⑧⑨、⑦⑧⑨⑩、⑪⑫⑬⑭、⑫⑬⑭⑮）
- **5点視（超遠距離）……3種類**（①②③④⑤、⑥⑦⑧⑨⑩、⑪⑫⑬⑭⑮）

以上の1点視～5点視までの種類を足していくと、総計45種類の位置が想定されることになります。

つまり、**方向遠近トレーニング【特効編】は、方向と距離を組み合わせた合計45種類もの目標、視野を見つめるトレーニングとなっている**わけです。

「15点紙」上のこうしたトレーニングを適切に行なうなら、本当にその方向と距離とを見ているときと同じように筋肉が働いているのです。

どうでしょうか。

皆さんは**日常生活の中で、これほどに多様な方向、多様な距離を、反復的にしっかり見つめるという作業をしているでしょうか。**

自信を持って「している」と答えられる人はきわめて少ないはずです。

そんな生活をしているにもかかわらず、皆さんの眼球およびその周辺の筋肉には、これらを行なう潜在的な能力が備わっているのです。

能力があるのに使わない状態が続けば、筋肉が充分に働かなくなり、筋力が低下するのは当然です。

だとすれば、これだけ多くの位置を見つめて筋肉を鍛えることができるトレーニングを行なえば、視力が回復するのも、また当然なのです。

2週間で効果が出せる「トレーニングプログラム」

さて、ここまでに紹介したトレーニングは、実際に行なうときにどのように、またどれくらいの時間をかけて行なったらよいかをお話ししておきましょう。

まず明暗トレーニング【特効編】ですが、これはおよそ2分かかります。方向遠近トレーニング【特効編】のほうはおよそ4分です。

もちろん両方を1組として行なう必要がありますから、合わせて**1セット6分**ということになります。慣れないうちはもう少し時間がかかるかもしれませんが、それでも**せいぜい10分**というところでしょう。

私は本書のトレーニングを行なえば、ほとんどの場合、2週間ほどではっきりとした効果が自覚できると宣言していますが、この場合には**毎日12セットを継続する**ことを前提としていますから、1日あたりのトレーニング時間は、長めに見積もっても2時間ということになります。

とはいえ2時間連続で、いっぺんに行なうのは適当ではありません。物理的にも心理的にも過剰な負担になってしまいますし、効果も低下してしまいます。

したがって**原則としては、朝に4セット・40分、昼に4セット・40分、夜に4セット・40分**というように配分してください。

厳密にこだわる必要はありませんが、要は過度の負担にならないように振り分けることです。

ところで、1日あたり合計2時間のトレーニングをすれば、誰であっても、またどれほど視力低下がひどくても、必ず2週間で効果が出るかといえば、そこまでは断言できません。

2週間は一応の目安です。当然のこと、視力低下が著しければ、それだけ長い期間がかかりますし、個人差もあります。

したがって、1日あたり合計2時間のトレーニングは、明らかな効果が自覚できるまで継続すべきだと考えてください。

1日あたりのトレーニング時間は、効果が自覚できてからは徐々に減らしていって結構です。

さらに充分な視力にまで回復した時点では、1日あたり合計20分くらいのトレーニングを継続すれば、健康にして充分な視力が維持できると思います。

むろんそれ以降にも視力低下を感じることがあったら、トレーニング時間を増やすようにしてください。

▼トレーニング内容

明暗トレーニング・特効編（1回）……約2〜4分
方向遠近トレーニング・特効編（1回）……約4〜6分
└ 1セット 約6〜10分

▼1日のトレーニング時間

トレーニング1セット（約10分）×12セット＝約2時間

◆乱視に特効！ 2種類のマッサージ

近視、遠視、老眼は、方向遠近トレーニング【特効編】の1点視から5点視までと明暗トレーニング【特効編】を適切に、かつ充分に行なえば必ず回復します。

しかし**乱視の改善**を望むなら、それだけでは充分ではありません。

これまでのトレーニングでも改善する例はあるのですが、さらに乱視への確実な改善を期待するなら、以下にご紹介するマッサージ法を加えるようにしてください。

マッサージAを行なった上で、次のマッサージBに進みます。ちなみに、マッサージAで両手の人差し指を使うのは、力の偏《かたよ》りを避けるためです。

また、この2つのマッサージを行なう際には、メガネやコンタクトレンズははずしてから行なうようにしてください。

✦乱視を改善するマッサージA

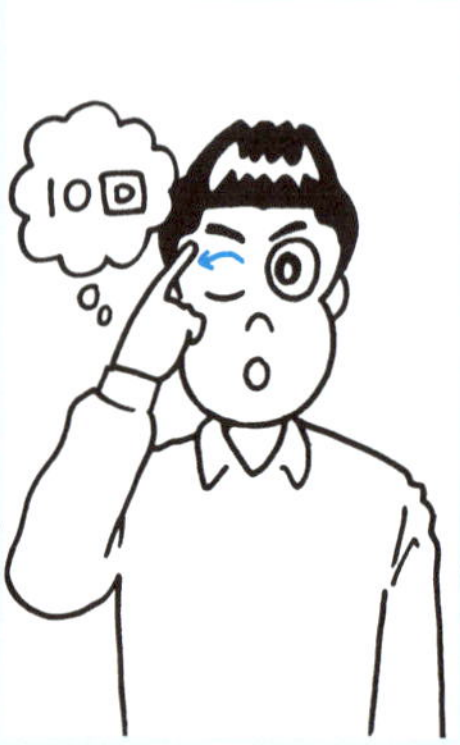

1. 右目をまぶたの上から､右手人差し指の腹で外回りに10回、痛みを感じない程度の強さで、まんべんなくマッサージする。

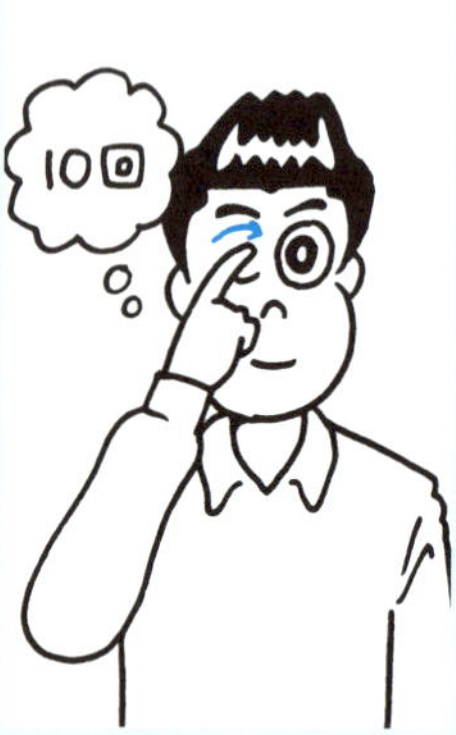

2. 今度は内回りに、同じように10回マッサージ。

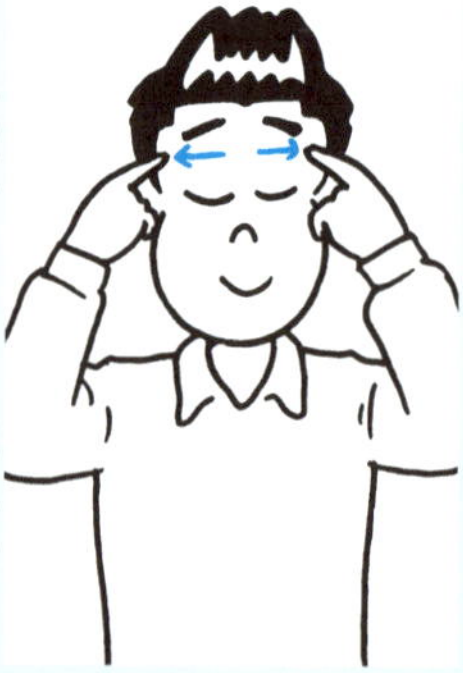

3. 両目まぶたの上を、両手の指で左右に軽くこすってマッサージ。

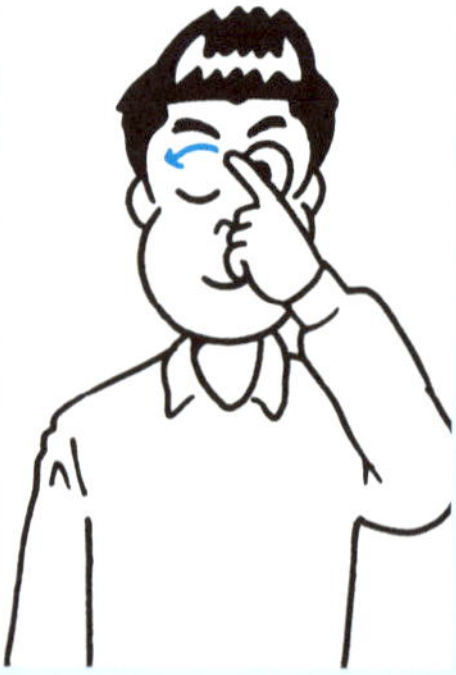

4. 指を左手人差し指に変えて、右目のマッサージを①～③の手順で繰り返す。

Training

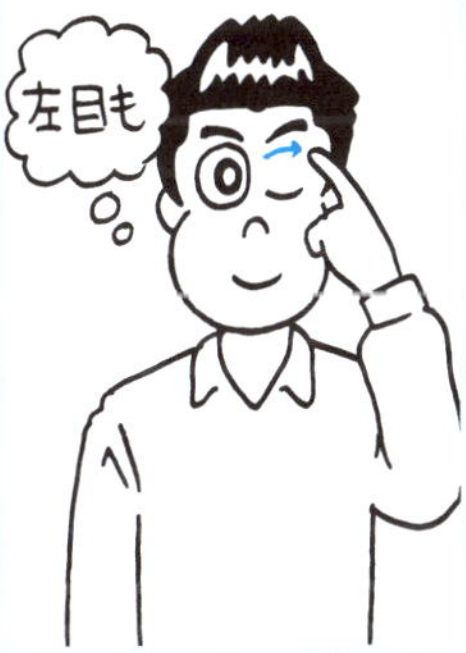

5. 左目も同様に、まぶたの上から左手人差し指で、外回りに10回マッサージする。

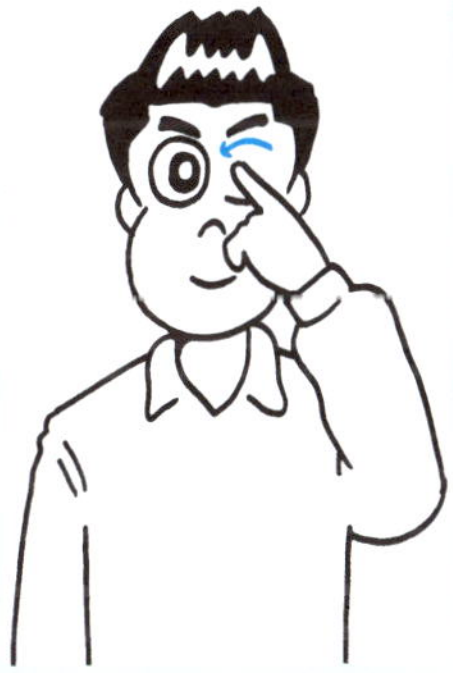

6. 今度は内回りに、同じように10回マッサージ。

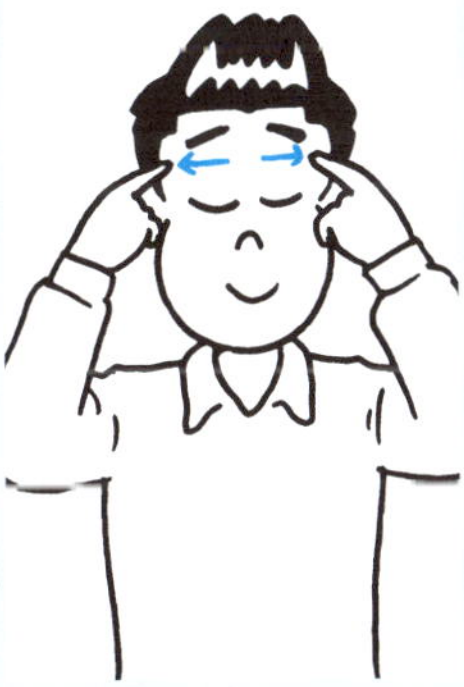

7. 両目まぶたの上を、両手の指で左右に軽くこすってマッサージ。

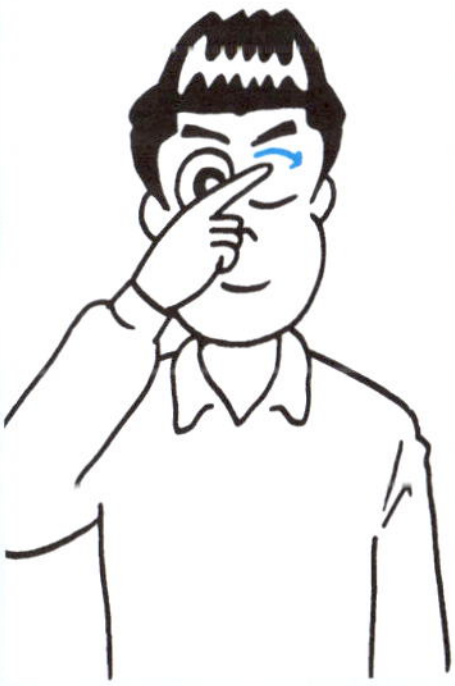

8. 指を右手人差し指に変えて、左目のマッサージを⑤～⑦の手順で繰り返す。

✦乱視を改善するマッサージB

1.

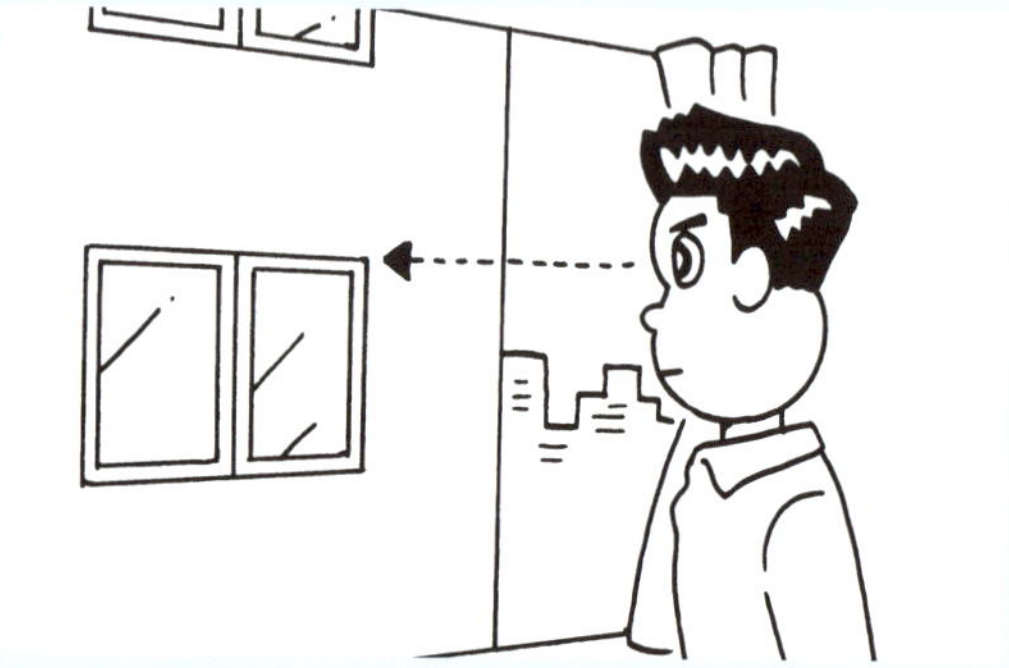

部屋の中、あるいは屋外でもいいので、目標とする縦と横のラインを選ぶ（テーブルやデスクの端のラインでも、隣のビルの縦のラインなど何でもかまわない）。距離は30センチから最大30メートルくらい離れたもの。自分の視力で見える範囲のものでよい。

2.

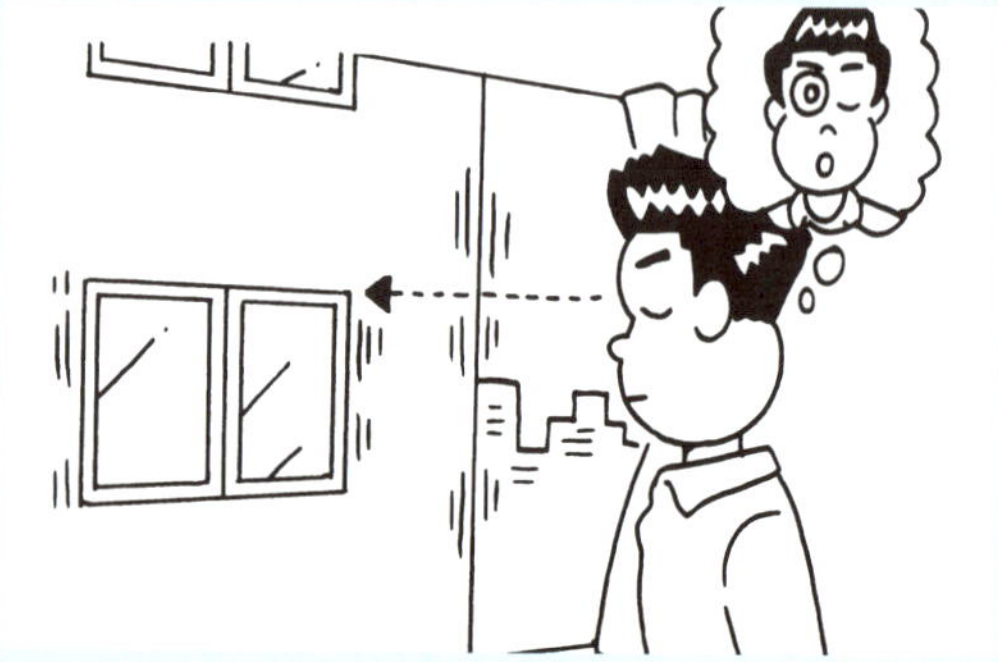

片目を閉じ、もう一方の片目で、目標と定めたラインを見つめる。こうすると、乱視があれば、ラインがダブって見えてくる。

Training

3.

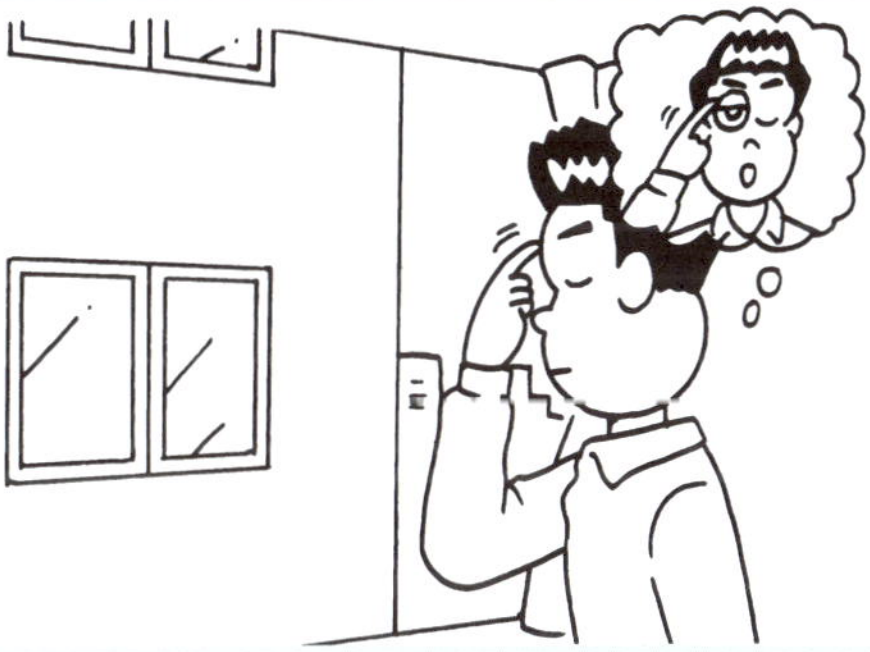

人差し指の先で、まぶたの上から眼球を軽く押しながら見つめる。あちこち押していると、指で押すことでダブリがなくなるポイントが見つかる。

4.

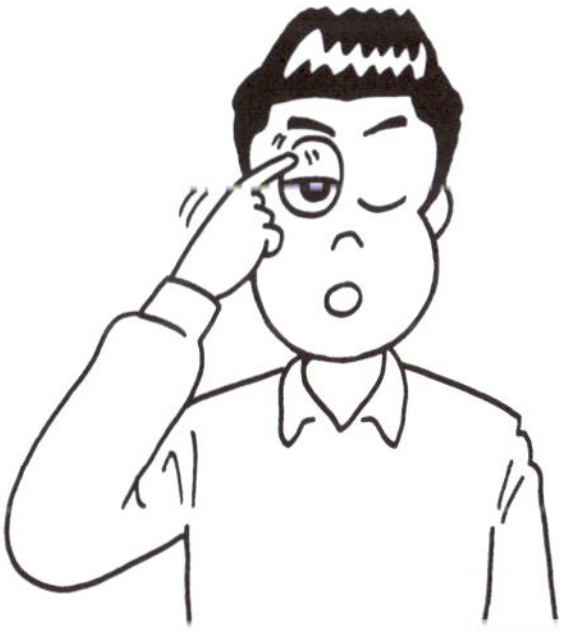

そのポイントを10回ほどマッサージする。これを毎日数回行ない、日々継続する（反対の目も同様）。
※このマッサージの効果で、ポイントの位置は変わる。10日に1度、ポイントの位置をチェックする。

毎日の過ごし方で、目はもっと健康になる！

以上お話ししたようなトレーニングを行なうことで、視力は確実に回復し始めます。もちろん例外はありますが、通常の近視、遠視、老眼であれば必ず回復します。さらに、乱視を改善するマッサージA、Bを加えるなら乱視が回復する可能性もより高くなります。

しかし、これはいうまでもないことですが、日常生活で目が不必要に酷使《こくし》されたり、不適当で過剰な負荷がかけられていたら、いかに熱心にトレーニングをしたとしても望ましい回復は見られません。

回復が見られないばかりか、視力がさらに低下してしまう危険さえあります。

そこで大切になるのが、日常生活全般において、視力回復・維持にとってできるだけ良好な環境、状態、条件を作りだすように心掛けることです。

以下にそれを列挙しておきますので、可能なことはすぐに、できるだけ早く実現するように努力してください。

◆視力回復・維持のための〝目がよろこぶ生活〟

①偏食をせず、あらゆる食品をまんべんなくとる。

基本として、甘い物や甘味清涼飲料水などはできるだけ避けましょう。逆に、カルシウムを多く含む乳製品や骨ごと食べられる魚、あるいは緑黄色野菜などを積極的に食べることが大切です。

②早寝、早起きを心掛ける。

お説教臭いことはいいたくありませんが、ついつい夜型に傾きがちな昨今のこと、自然な生活リズムの大切さを思い起こしてください。当然、睡眠時間はたっぷりとること。寝不足は視力低下に直結しがちです。

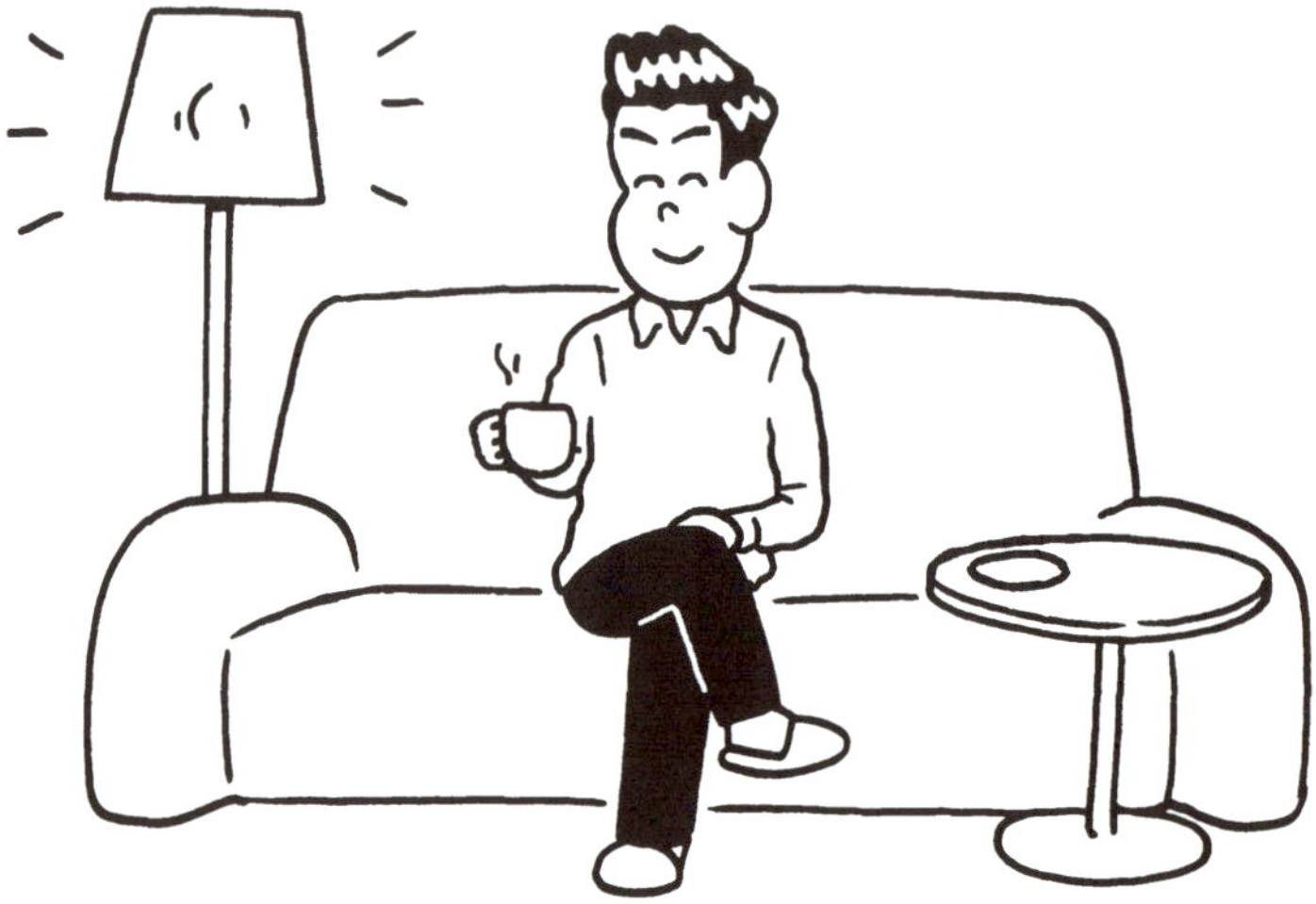

③アウトドア活動を積極的に。

広々とした視野の開けた環境でスポーツやレクリエーションを習慣的に楽しみましょう。散歩したときやベランダに出たときに、遠くの景色や空や雲を見る。これだけでも目はリラックスします。

④住宅内の照明をソフトにして、直接照明はできるだけ避ける。

一般に日本の住宅内の照明は、不必要に明るすぎる傾向があります。

読書や手作業をするときだけは充分な明るさにし、ほかは若干暗めくらいの間接照明にすれば、目は不必要なものを見ることがなく、充分にリラックスできます。

昼間は、目が元気一杯に働ける、明るい環境。夜間は、目がゆっくり休める、静かな暗い環境。そんなはっきりとしたメリハリのある明暗環境の反復は、目に適度な緊張と弛緩《しかん》をくり返させてくれます。

⑤読書や勉強など机の上での仕事は、長くても1時間以内に1回の休憩を。

目を休ませるには、ボンヤリするのが一番です。虚空《こくう》に視線を遊ばせる、あるいは窓から外の景色をながめたり星空を見上げたり。ほんの数分間でも結構ですから、そんな時間を持ってください。

これは、目を休ませるだけでなく頭脳もリフレッシュさせますから、仕事や勉強の能率を上げる効果もあります。ついでにいえば、思わぬ発想や創造性を得る瞬間は、そんな時間をきっかけに訪れるようです。

⑥本や机に向かうときは、正しい姿勢で。

背筋を伸ばして、対象物と目との距離は30センチ以上に保つ。これは昔からの常識。

その割についつい忘れがちです。

⑦疲れやストレスを感じたなら全身運動でほぐす。

視覚をはじめとする神経系の疲れやストレスは、ゴロゴロ寝ているだけでは解消されにくいものです。ましてゴロゴロしながらテレビを見ているようでは、神経系はさらに疲労とストレスを蓄積《ちくせき》してしまいます。

神経系の疲労やストレスの解消には、全身運動が最適。肉体を疲れさせることによって神経系をリラックスさせられるからです。ことさら激しい運動をする必要はありません。ちょっと息がはずむくらいの速さで約30分歩くだけで、目や頭は充分にリラックスするものです。

⑧パソコンによる作業は、仕事と休息の時間を半々くらいのつもりで。

パソコンのモニター画面は、目にとってもっとも苛酷《かこく》な緊張を強《し》いるものの一つです。したがって、モニター画面と周辺の明るさの差をなくすなどの配慮は最低限必要です。

たとえどんなに環境が整えられていたとしても、30分の作業に対して30分の休憩をするか、休憩できないならパソコンを離れた仕事をするなどの思い切りが必要です。

パソコンに向かう仕事は高い集中力を要するだけに、またパソコンは人間との親和性が高くなるように工夫されているがために、リズムに乗ってしまうと離れたくても離れられず、限界を超えて仕事を続けてしまう傾向があります。それだけに思い切った切り替えが不可欠です。

⑨テレビ鑑賞やゲームは、長くても1時間を限度とする。

子供にかぎらず、昨今の大人にとっても、これはむずかしい注文かもしれません。しかしテレビ画面の長時間の注視は視力低下の元凶。テレビに頼らない楽しみを持ちましょう。

⑩髪の毛が目にかかるような髪形はやめる。

うっとうしく感じるのは、単なる気分の問題ではありません。視覚をはじめとする神経系が感覚的に嫌っている証拠です。

一つひとつ注意するのは、面倒と感じることも少なくないでしょう。

しかし基本に返って見直すなら、少しも面倒なことではありません。元気に、楽しく、健康に、さわやかに、何事も適度に、そして必要なだけ、遠慮せずに、体を使って遊ぶ。快適なことばかりです。

にもかかわらず実現できないということがあるでしょうか。

なお子供の場合には、本人も、また親や周囲も、ともに視力の低下に気づくのが遅れてしまいがちです。

したがって、次のような兆候《ちょうこう》に大人が注意してやることで、視力低下にできるだけ早く気づいてやり、適切な対応をしてやってほしいものです。

子供の視力が「落ちる前に」この兆候でわかる

①以前より目を近づけて本を読んだり、テレビの間近に座りたがったりする。
②まぶしさを感じるほどの明るさでもないのに、頻繁に目を細めている。
③顔を斜めにして物を見る。
④特に病気の様子もないのに、頭痛を訴えることが多くなる。
⑤読書や勉強への集中力が低下した。
⑥ほかに思い当たる理由がないのに、急激に成績が落ちた。
⑦つまずいたり転んだりすることが目立つようになった。

これらの兆候に気づいたら、眼科で視力検査を受けさせてください。

しかし、検査の結果、視力低下が確認されたからといって、無条件にメガネを作ってしまうのは早計でしょう。本書を読んだ以上は、まずトレーニングをさせてみてください。

それでどうしても回復しないのなら、そのときになって初めてメガネを考えるべきです。

PART
4

近視・乱視・老眼——どんな目にも効果が表われます!

皆さんから寄せられた質問・疑問に、本章ではお答えしていきます。本書を読む上で、また皆さんがトレーニングを行なう上でも大いに参考になるはずです。

Q1 本当に2週間で治るのか

たった2週間で回復するというのは〝誇大宣伝〟ではないか。

A

決して誇大宣伝ではありません。**実際、私自身は、トレーニング開始から2週間で、視力0・3の状態から、メガネ不要の通常視力に回復**しました。

また私の知人、友人にも、2週間ほどで回復した人はいます。

ただ、回復までに個人差があるのはたしかでしょう。中には2カ月かかる人もいますし、それ以上かかって徐々に回復した人もいます。とはいえ、比較的多くの方が、**2週間か、それに近い短期間のうちに明らかな回復を見ている**のです。

実際に試してみればわかりますが、**人によっては、今日やって明日には変化を自覚できた例さえある**のです。

私のトレーニング法は、PART1でご説明した通り視力にかかわる筋肉組織のストレッチや体操にたとえることができます。足腰のストレッチや体操の場合を考えてください。しっかりと適切なトレーニングを行なえば、次の日には必ず効果が自覚できるものです。目だけを特別に考えてはいけません。

2

メガネの度が進んでいても治るのか

仮性の近視や遠視なら治るのはわかるが、仮性でない場合も治るのだろうか。

A

まずは、仮性か〝本物〟かの差が、一般に思われている以上に曖昧なのだということを知っておいてください。

どこまでが仮性で、どこからが〝本物〟になるかは、さほど明らかに区分できないということです。またメガネの度が進んでいるから〝本物〟かといえば、決してそんなこともないようです。

かなり度の強いメガネを、それも長い年月にわたって使用していた方が、本書のトレーニング法によって回復された例はたくさんあります。

たしかに度の軽かった方よりも度が進んでいただけ時間はかかりがちですが、大抵の場合、**確実にメガネ不要のレベルにまで回復しています。**こうしたことを総合的に考えると、仮性かそうでないかを区別することに、さしたる意味はないのです。

ちなみに**私自身のことをいえば、〝本物〟の近視および乱視だったにもかかわらず、完全に通常の視力にまで回復しました。**

3

0・1以下の近視でも治るのか

かなりの近視。中学校時代からメガネをかけていて、大学生の現在ではコンタクトレンズを使っている。日常生活は、コンタクトレンズなしには不自由なほど。それでも回復するのか。

A

近視が進んでいれば、それなりに時間がかかるでしょうが、必ず回復に向かいます。それよりも大事なことは、近視にしろ老眼にしろ、放っておけばさらに悪くなってしまう傾向があることです。

これ以上悪くなりたくないなら、迷わずにトレーニングを続けてください。そうすれば、悪くならないどころか、いつの間にか良くなっていることに気づき、よろこぶ日が必ず来ます。

4 年々ひどくなる老眼にも効くか

もう何年もメガネに頼っている、進んだ老眼でも回復するか。

A

かなり進んだ老眼であっても、根気よく続ければ次第に回復します。むろん回復しないという限界はありませんが、メガネの度数が進んでいればいるほど、回復には時間がかかると思ってください。

5 近視も乱視も老眼もある、複雑な目にも効くか

近視に加えて最近では老眼も出てきた。さらに乱視も目立ってきている。それらのすべてを改善することができるのか。

A

自信を持ってすべての改善が可能だと申し上げておきます。

乱視については、原因そのものを解消するのはむずかしいのですが、ほかの機能が回復する結果、乱視による影響がほとんど目立たなくなる例が多数あります。

6

白内障にはどんな効果があるか

白内障の手術をして、今は眼内レンズを挿入している。
それでも効果があるのだろうか。

A

あります。眼球移動筋のトレーニングを目的とするだけでも、視力機能全体をより良く維持することができます。ですから無意味だなどと思わずに、ぜひ行なってください。

ちなみに、虹彩と毛様体を活発に動かすことで水晶体を刺激し、これによって白内障を予防する効果もありますので、白内障が心配な方にはきわめて有効です。

7

メガネやコンタクトは視力にどんな影響を与える？

今はまだ我慢していて老眼鏡はかけずに暮らしているが、これ以上進むともうかけざるをえない。トレーニングを行なえば老眼の進行は止められるのか。またメガネやコンタクトレンズを使うようになると、視力がさらに低下するともいわれているが、本当か。

A

体験者の話を総合すると、老眼もメガネに頼るほど進んでいない場合には、大きな効果が表われやすいようです。トレーニングを重ねれば、老眼を意識する以前の視力に戻れると信じて頑張ってほしいものです。

なお、**メガネやコンタクトレンズを使うと、目の筋肉がそのままの状態に安住してしまうために、少なくとも視力の回復を妨《さまた》げることにはなるかもしれません。**そこに悪条件が重なるなら、さらに悪化する可能性は高くなるでしょう。

Q8 1日最低どのくらいトレーニングすればいい？

1日に最低で何回、または最低何分やれば効果が出るのか。

A

本格的に行なおうとするなら、1回20分くらいを単位にして、1日に10回くらいを目標にやっていただきたいところです。しかし、通常はそれほどに時間をさくのは不可能と思われるでしょう。

だとしたら、**1回に15分くらいを、朝、昼、夜の3回欠かさず行ない、これを継続してください。**特にトレーニング開始から2週間くらいは、無用な負担を避けるためにもその程度に抑えておくほうが適当です。

私の知るかぎり、効果が表われ始めると、誰しも熱心に行なうようになるものですから。

9

早い人で、いつ効果がわかる?

トレーニングの効果は、通常、どれくらいで表われてくるか。

A

早い人なら3日目くらいには、はっきりとした効果が自覚できます。

本書のトレーニングは、基本的には軽度の筋肉トレーニングです。したがって過度の疲労感や痛みなどが出ないかぎり、できるかぎり頻繁に積極的に行なってください。やればやるほど早く効果が出てきます。

ここで、視力の向上とトレーニング期間の関係を説明します。

Aさんは視力0・1でトレーニングを始め、トレーニング開始後25日の時点で視力0・2とわずかに向上したにすぎませんでした。

ところが、**この後の3日間で、1・2へ急上昇**しました。この後、1・5へ向上するのに約3カ月かかりました。

このように**視力が急上昇するまでの期間を誘導期間**と呼びます。**誘導期間は人によって異なり、大体5〜60日**です。病気の治癒には誘導期間が付随《ふずい》するものです。

Q10 ただ「目を閉じるだけ」でもいいって本当？

明暗トレーニングの場合、室内で単にまぶたを開けたり閉じたりするだけでは効果がないのだろうか。

A

十二分に明るい室内であれば、相当の効果があります。

しかし普通の家庭の蛍光灯の照明程度の明るさでは、充分なだけの明暗差は実現できないでしょう。

日中の屋外で、目を開け、目を閉じて手でおおうというくり返しなら、充分な明暗差があります。

11

顔を動かさずに目だけを動かすのが、むずかしい

「方向遠近トレーニング」の基本姿勢を保つのが、どうもうまくできない。

A

自覚しているだけでも素晴らしいと思います。

どうしても顔が動いてしまうようなら、最初は誰かに頭を押さえてもらってください。強制的に固定してしまうわけです。

強制的に固定しながらトレーニングしてみると、目だけを動かすという感覚がすぐに身につきます。

手伝ってくれる人がいないときには、テーブルなどにアゴを載せてトレーニングしてみてください。アゴを載せていれば、少しでも顔が動けばすぐに自覚できます。

この場合は下方向に目を動かすトレーニングはやりにくいでしょうが、当面はそれでもかまいません。顔を動かさないで目を動かすということに、まずは慣れてみてください。

12

明暗トレーニングの理想的な明るさは?

デスクライトを使って明暗トレーニングをする場合、デスクライトのルックス(明るさ)はどの程度が良いのか。

A

ルックスの高い、すなわち明るいデスクライトほど効果が高いと思ってください。

明暗トレーニングは目に入る光量の差が大きいほど有効だからです。

目を閉じてトレーニングするのであれば、蛍光灯のデスクライトだけでなく、白熱灯や太陽光を使ってもかまいません。

しかしトレーニングが進むにつれて、さらに強い明るさを求めるようになります。そうなった場合には、蛍光灯や晴天の空などであれば、目を開いて見るようにしてください。しかし太陽光はもちろん、白熱灯を目を開いて直接見るのは絶対に避けてください。

13

寝転んだままでも効果は出る？

トレーニングは寝転んでやってもかまわないのだろうか。

A

かまいません。布団の中でも、トイレの中でも、電車の中でも、いついかなるところでも、どんな姿勢でもかまいません。ただし目標を顔の前5センチ、目に対して水平の視線を基準にすることを忘れないでください。

14

トレーニングを裸眼でやってもいいのか

方向遠近トレーニングを行なうときには、メガネや「コンタクトレンズをはずしたほうがいいのか。

A

「15点紙」は、点がよく見えるほうが効果があるので、老眼や遠視の人は、メガネやコンタクトレンズをかけて行なったほうが良いと思います。近視の人は、メガネやコンタクトなしでも近くが見えるはずなので、はずして行なうほうがよいでしょう。いずれにしても、視力の回復が進むにつれて、はずすように心がけましょう。

15

目を動かすのがもっとうまくなりたい

トレーニングで、1つの点を見つめるのはできるのだが、2つ、3つ、まして4つや5つとなると、どうしても均等に見つめることができない。

A

最初のうちは、あまり厳密に考えないという気持ちが必要かもしれません。人間は、どうしても1点に集中して物を見る習性がありますから、いくつもの点を漠然と均等に見ることには慣れてはいません。

それでも、慣れるにしたがって、想像以上に早くできるようになるものです。念のために5点視ほか、複数の点を見つめやすくする練習法を、次ページからご紹介しておきましょう。

それは、いわゆる〝反り目〟の練習法です。つまるところ、2点視、3点視、4点視、5点視というのは、反り目で行なうものなのです。

✦反り目の練習A

1.

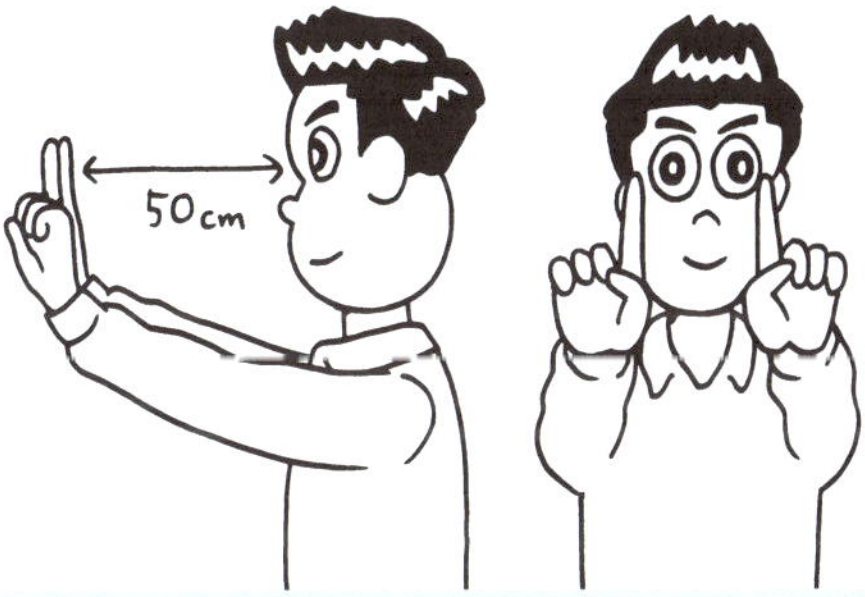

顔の前方50センチくらいに、顔の幅くらいで左右の人差し指を立てる。指先を両目の高さに保ち、右の指を右目で、左の指を左目で見つめる。

2.

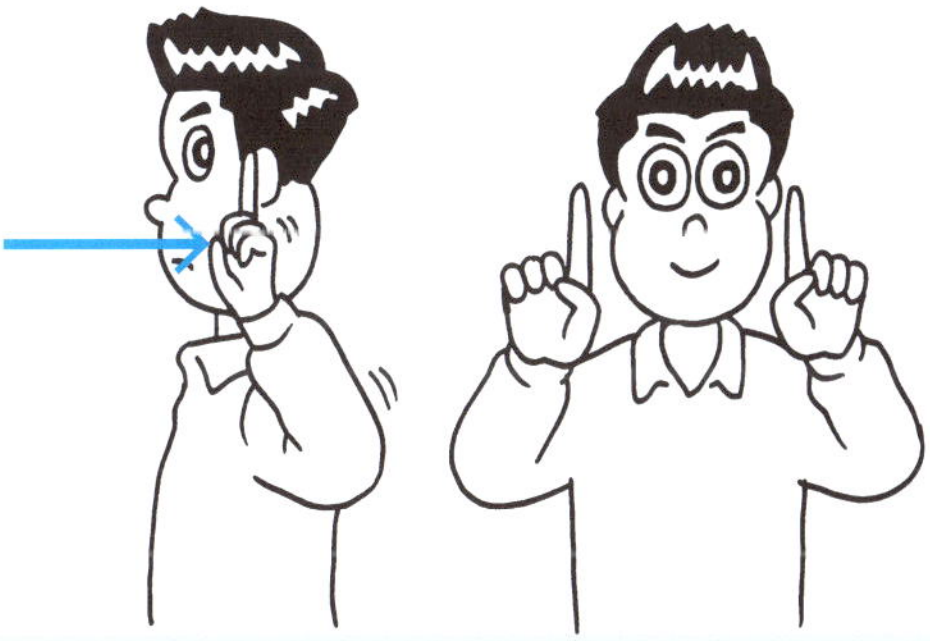

それぞれの指を双方の目で見つめたまま、両指を顔の幅に保ったまま、両耳の脇に向けてゆっくり引き寄せる。こうすると、指と指の間の景色が二重に見えると同時に、両目の外側の筋肉に緊張を感じる。このとき、目は「反り目」になっている。

✦反り目の練習B

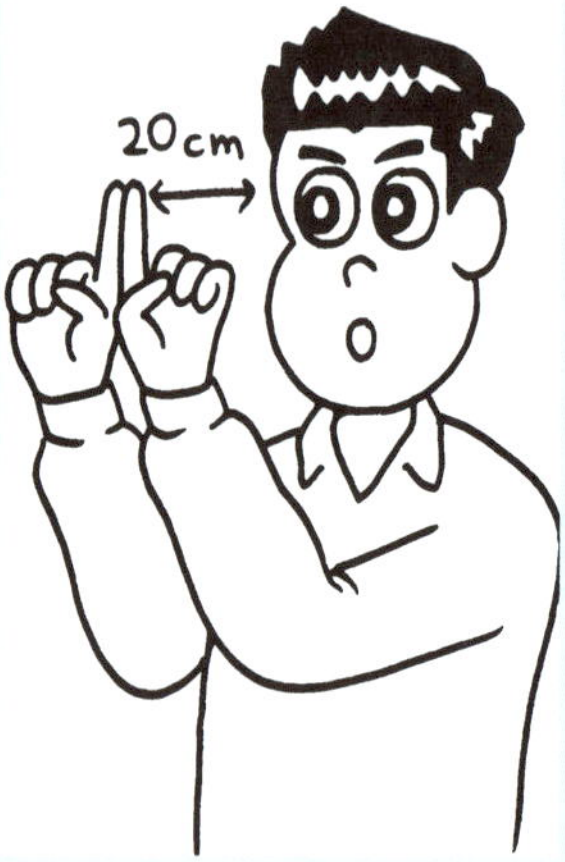

1.

左右の人差し指の先をくっつけて、顔の前方、両目の高さで鼻の前20センチほどのところにかざす。

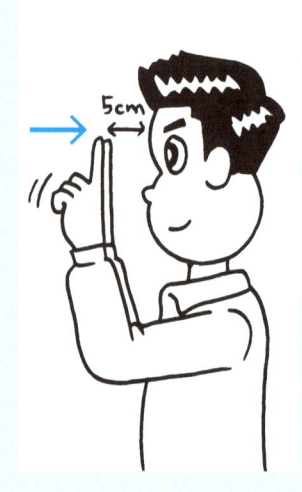

2.

人差し指の先をくっつけたまま、高さを変えずに鼻の前5センチくらいに近づける。
この時点では両目は寄り目になっているため、指の後方の景色は二重に見える。

Training

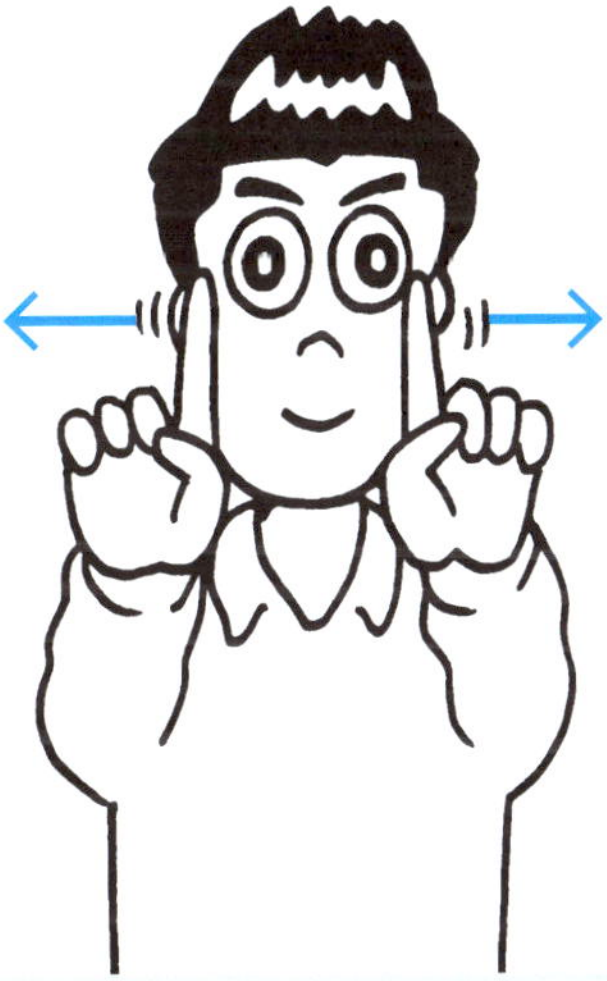

3. 右目は右の指先、左目は左の指先を見つめながら、左右の指をゆっくり離していく。両目がともに指先を追っていれば、両目の外側の筋肉に緊張を感じる。
そのまま左右の指を、肩幅よりもちょっと狭いくらいのところまで広げて、それぞれの目でそれぞれの指先を見つめる。左右の指の間の前方を漠然と見ると、景色が二重になって見える。このとき、目は「反り目」になっている。

PART 5

「見えるようになると、人生が変わる!」……よろこびの声、続々!

トレーニングを実践し、実際に視力回復を実現された数多くの方々の体験談を、本章ではご紹介します。

皆さんの参考にしていただくとともに、確信を持ってトレーニングに取り組んでいただくためです。

0・2から、メガネなしで免許更新できるまでに！

【27歳女性・ピアノ教師】

私は中学生時代から目が悪くなり始め、ずっとメガネやコンタクトレンズのお世話になってきました。**トレーニング開始以前の視力は、両目とも0・2。**コンタクトレンズは欠かせませんでした。

松崎先生の本を見つけたのは昨年の夏です。さっそく、1セット20分ほどのトレーニングを朝昼晩の3回行なうようになりました。

とにかくメガネやコンタクトから解放されたい一心。「絶対に目を良くしてみせる！」とばかりに、意欲満々でのスタートでした。

具体的な目標も設定しました。

1つは、今年3月の運転免許更新で「眼鏡等使用」の条件を絶対になくすこと。これには両目0・7にまで回復させねばなりません。

もう1つはピアノを弾くときに、メガネやコンタクトなしで楽譜を読めること。ピアノ譜にはかなり小さな音符が並びますから、これも楽な目標ではありませんでした。ときとしてくじけそうになる私でしたが、2つの目標を心に掲げて頑張ったところ、トレーニング開始から1カ月ほどするころには、はっきりした効果が感じられるようになりました。

【両目0・2→0・7以上】

目の感じが何となく良くなったなと思ったら、それからすぐに、見るものの輪郭がはっきりしてきたのです。テレビの画面も、今までとはまるで違ってくっきりと見えるようになりました。

さていよいよ3月、運転免許の更新がやってきました。結果は、大成功。**「眼鏡等使用」の条件が、見事にはずせたのです。**とても感激しました。もちろんピアノ譜を読むのにもメガネなどは不要になりました。

免許更新以前にもうれしいことがありました。私は毎年スキーを楽しみますが、このシーズンはとても楽だったのです。それは、ゴーグルの中でコンタクトがずれたりはずれたりという心配、苦痛からすっかり解放されたからです。

7年間下がり続けた視力が、3週間で回復！

【52歳男性・会社員】

私の仕事はパソコンなどの細かいデスクワークが主です。

そんな仕事が災いしたのか、7年前を境にして急激に視力が低下し始め、以来、メガネを作ってはすぐに度が進み、のくり返しで合計5つものメガネを作りました。

そんな中、書店で松崎先生の本を見かけて買ったのですが、メガネにさんざんお金を使ってきた身にしてみれば、たった1冊の本を読んだだけで視力が回復するなど本気で信じることができませんでした。

それでも日常の不便、仕事の不便を何とかしたいという気持ちが強く、ワラをもつかむ気持ちでトレーニングを開始しました。

【メガネなしで車に乗れるようになり、両目1・0以上】

当初の3週間は、先生が指導する通りの方法で、また時間も守って徹底的に行ないました。**その結果、その3週間だけで、メガネをかけずに車を運転できるまでに回復してしまいました。**

今では、**私の視力は、確実に1・0以上。**車の運転にメガネがいらないどころか、メガネは邪魔にしか感じられないほどになりました。

最初のころは正直、費用がまったくかからないがゆえに、その効果を実感するまで不安もありました。

けれど今となっては、信じて実践してみて本当に良かったと思っています。

〝ながら〟トレーニングでも大きな効果

【35歳女性・病院勤務】

実はといえば、私の視力は子供時代から0・7程度だったため、はっきり見えないことには慣れていました。

しかし昨年6月の健康診断で、左右の視力が0・2と0・1にまで下がっていたことにショックを受け、松崎先生の視力回復トレーニングを試みることにしました。

ただ、私は2歳の息子を育てながらフルタイムで働いています。

仕事、家事、子育てに追いまくられる大忙しの毎日ですから、トレーニングのみに集中する時間を作り出すのは無理。

そこで自分なりに工夫して、〝ながら〟に徹してトレーニングを続けました。

まずは子供を寝かしつけるとき。子供は和室に寝かせているのですが、和室ならばこその障子を「15点紙」に見立て、縦横の桟《さん》が交差するところを「点」としてトレーニングしました。

これで以前はただボーッとしていただけの、子供が寝つくまでの時間が有効利用できたわけです。

職場では、ときおり息抜きしては、目の前のカレンダーを「15点紙」に見立ててトレーニングしました。

【右0・1↓0・2、左0・2↓0・6】

そんな〝ながら〟トレーニングではあっても、コンスタントに続けてきたおかげでしょう、ずいぶん効果がありました。

トレーニング開始からおよそ半年の時点で、左目が0・6に回復していたのです。0・1にまで下がっていた右目は0・2までしか回復していませんでしたが、それでもずいぶん見えるようになったというのが実感です。

もちろんまだ満足はしていません。目標はもとの視力である0・7。〝ながら〟に徹していても、いずれはそこまで回復できるはずだと信じています。

遺伝とあきらめていた視力が、両目とも1・0以上に！

【21歳女性・学生】

福岡に暮らす私の両親や姉は近視で、メガネかコンタクトレンズを使っています。ですから、私も一昨年の秋に物がはっきり見えなくなり、検眼を受けて右0・7、左0・9とわかったとき、遺伝ならしかたないかなとも思いました。

ただ、黒板の文字がはっきり見えないのは困りました。

1つのことに集中すると、ほかがお留守になってしまう性格のためなのか、黒板の文字を見ようと集中すると先生の声が耳に入らず、講義についていけなくなりそうでした。

【右0・7→1・2、左0・9→1・5】

学内生協の書籍売り場で松崎教授の本を目にしたのは冬になってからのこと。

その本1冊のお金で視力が回復するなら大儲けとばかり、失礼ながらダメもとで試すことにしました。

けれど学生の身のありがたさ。時間だけは自由になりますから、朝晩それぞれ1時間近く、ちゃんとまじめにトレーニングしました。

やってみたら効果はテキメン。**たった1カ月後には右1・2、左1・5にまで回復してしまいました。**

これを話すと、両親も姉もびっくり。自分たちの近視も治るかもしれないと、トレーニングに励むようになりました。

今では家族みんなで、松崎先生の視力回復トレーニングを日課にしています。

メガネなしで新聞が読めるように！

【67歳男性・無職】

50歳を過ぎるまでメガネと無縁だった私がメガネをかけるようになったのは、20年ほど前のことです。当時、国家公務員だった私は、毎日煩雑《はんざつ》な仕事に追われる中、とうとう細かい文字が見えにくくなってしまいました。

検眼してみると、かつては2・0を誇っていた視力が、すでに立派な老眼。左目は乱視も指摘されてしまいました。

以来、ずっとメガネのお世話になる生活を続けてきましたが、昨年の4月に松崎先生のトレーニング法を知り、トレーニングを開始することに。

以後、自分なりの工夫も加えながら継続しました。

明暗トレーニングは、テレビや天井の蛍光灯を利用しました。方向遠近トレーニングは、「15点紙」を使わないで、たとえばぬるめの風呂にゆっくりつかりながら風呂の壁のタイルを見るなど、周辺の物を利用しました。

そのほか、さまざまな工夫を重ねてゆくうちに、頭の中に15点をはっきりイメージできるようになり、いつでもどこでも思いつくままにトレーニングできるまでになりました。

［ほとんどメガネなしの生活に］

効果に気づいたのは、トレーニング開始から2カ月ほどたってからです。**以前は見づらかったテレビのタイトルや洋画の字幕が、メガネなしで何とか見えるようになった**のです。

その後はさらに回復が進んでいて、現在では、**明るいところでならメガネなしで新聞が読めるようになる**など、日常のほとんどの場面でメガネを使用する必要がなくなりました。

私の場合、さほどまじめにトレーニングしているわけではありません。それでもほとんどメガネなしで過ごせるようになった快適さを享受《きょうじゅ》できています。

ひどい乱視が改善、肩こりまでなくなった！

【38歳女性・主婦、事務職】

両目とも視力0・3。若いころから強い乱視もありました。

私は、時間があれば主人の事務所で電話の応対や事務を手伝います。一方で7人家族の家庭を切り盛りする主婦。自分のために使える時間はあまりありません。ですから、視力回復のトレーニングはもっぱら事務所で行ないました。

【両目0・3→乱視がなくなる】

熱心にとはいえないと思います。暇を見ては細切れにやって、**1日あたりの合計はせいぜい20分くらいのもの。**

それでも**始めてから3週間ほどしたら、乱視がすっかり治ってしまいました。おかげで目を細めて物を見ることがなくなり、疲れや肩こりも少なくなりました。**

1日5分のトレーニングで、効果実感

【56歳男性・大学教授】

私は大学時代から近視のメガネをかけるようになりました。以来、ほぼ30年間で作ったメガネは約10個。3年に1度の割で新調していたことになります。

私の場合、車の運転用に遠くに焦点を合わせたメガネと、日常生活用に中距離に焦点を合わせたメガネの2つを、いつも携帯していました。

とはいえ、必ずしも度が合わなくなって新調したわけではありません。壊れてしまったためということも何度かありましたから、視力の低下はさほど極端ではなかったようです。

とはいえ、近視の方のほとんどは、中年を過ぎれば多かれ少なかれ感じることでしょうが、2種類のメガネを使い分けねばならないのは、とてもわずらわしいものです。

正直なところ、松崎先生の視力回復トレーニングを知ったときはまだ、少なくとも

速効性ということについてはあまり信じられませんでした。

ですが、メガネ2つのわずらわしさからいささかでも解放されるならと、試してみることにしました。とはいえ、松崎先生がすすめる毎日2時間ものトレーニングは、私の仕事柄、とても実行できません。

したがって長時間のトレーニングは最初からあきらめて、**仕事前の5分程度での明暗トレーニングと方向遠近トレーニングの1セットを継続することにしました。**

たった5分間とはいえ、いざ試してみると驚きました。

このトレーニングには、視力回復の効果をうんぬんする以前に、非常に気分がスッキリする、心身がリフレッシュできるという効果があったのです。

それは、ちょうど適度なスポーツをした後の爽快感と同じでした。それだけのことでも、継続する意味はあると感じました。

そのうち、**読書をしても、以前のようには目が疲れなくなった**ことに気づきました。ですがその時点では、まだ視力が上がったという感じはありませんでした。

5分程度のトレーニングでは回復は無理なのだろう、やはり30分以上やらねばダメかなと思ってもいました。

○[右0・6→1・0、左0・1→0・3]

そう思いながらも、その後も特に熱心に取り組むことなく過ごしてきましたが、最近になって、どうやら視力が回復しているらしい兆候を感じ、大学の医務室で検眼してみたのです。

すると、**以前は右0・6、左0・1だった視力が、右1・0、左0・3という結果。**あらためて気づいてみれば、**車の運転も含め、中距離に焦点を合わせた生活用のメガネ一つで不便なく過ごせるようになっていました。**

なるほど、短い時間しかやってなかったとはいえ、継続すればこれだけの効果があったのです。ならば本格的に毎日2時間のトレーニングを行なうかといえば、私の場合、そこまで熱心に行なう気にはなれません。

今のまま、無理をしない少しずつのトレーニングでも、継続するとさらなる効果があるにちがいないと思っています。

朝、目覚まし時計の針がメガネなしで見える！

【25歳男性・大学院生】

中学時代から視力が落ち始めていた私は、高校時代にメガネをかけ、その後も度が進み続けました。

メガネのレンズは年々分厚くなり、すっかり〝瓶底メガネ〟状態で、何とかならないものかと思っていました。

松崎先生のトレーニング法は、昨年の夏に母が書店で本を見つけてきてくれ、知りました。

何としてでも続けようと決心した私は、歯を磨くことと同じ感覚で〝習慣化〟してしまうことにしました。

基本的には、昼と夜の食事後の2回。さらにあいた時間には随時。

これでも松崎先生のすすめる2時間には及びませんが、1日合計30分は確実に行なえるようになりました。

◯「高校時代からのメガネが取れた」

トレーニングする絶対時間が短かったためだと思いますが、効果が実感できるまでに1カ月ほどかかりました。

しかしそれ以降の変化は急で、**1カ月半を過ぎるころには、テレビを見るのにメガネ不要、朝は目覚まし時計の針と文字盤がメガネなしの、しかも起きぬけの目ではっきり見えるほどになりました。**

以前の私は、露天風呂に入るにもメガネのまま、スキーをするにもメガネの上にゴーグル、だったのに、今ではメガネなしで不自由することはほとんどありません。

メガネなしの生活は、とにかく視野が広くて快適です。

始めて5日で、早くも効果実感！

【57歳女性・主婦】

そろそろ老眼かなと感じ始めたのは、50歳を過ぎたころでしたが、それでも5年間ほどはメガネの世話にならずに過ごしました。

しかし昨年の秋ごろには、数字の8が3に見えたり、本や新聞の細かい文字を読むときには拡大鏡が欠かせないほどになり、無理にでもと目をこらして見ようとすると、頭がクラクラするような感じに悩まされるようになってしまいました。

松崎先生のトレーニング法を知ったのは、その後すぐの11月。やってみて回復まではしなくても、老眼の進行が止められればというほどの気持ちで実行することにしました。

【拡大鏡なしで新聞が読める】

まず朝は寝床の中で、それから午前中にもう1回やって、昼過ぎに1回と夕方に1

回の4回。時間にして合計1時間くらいを継続しました。

「15点紙」は、先生の指導の通りに顔から5センチまで近づけると、目まいがするような気がしたので、15センチくらいの距離で行ないました。

始めてから2、3日は、何も変化を感じませんでした。でも**4日、5日とたつと、終了後に頭の中や視界がスッキリするのに気づくようになりました**。ときに、朝の寝床の中でやるのが気持ちよく、目覚めが大変に爽快でした。

2週間ほどたったころには「15点紙」を頭の中ではっきりイメージできるようになったので、どこにいてもトレーニングができるようになりました。

さて、こうしてトレーニングを継続して半年ほどになる現在、**拡大鏡はまったく不要になりました。**

視力検査は受けていませんから、回復具合を数値で示すことはできませんが、実感として、効果が上がっているのは疑いようがありません。

1カ月半で老眼鏡が〝お役御免〟に！

【60歳男性・大学教授】

新聞の文字などが見えにくくなったのに気づき、検眼を受けて老眼と診断されたのは53歳のときでした。

以来、老眼鏡をかけるようになり、老眼の進行にともない2、3年に1度は新しいメガネを作り替え、すでに3つ目のメガネを使っていました。

さて、松崎氏の視力回復のノウハウを初めて聞いたとき、私は正直なところ半信半疑でした。ですがメガネをうっとうしくも感じていましたし、本を読むのがおっくうになり始めていたこともあり、試してみることにしました。

私の場合、**「15点紙」によるトレーニングは朝夜それぞれ10分ずつとし、顔から15センチくらい離して行ないました。**

昼間は次のような方法で、自然の景色を利用して行なうようにしました。

昼休み、まずは30分ほどのウォーキングを行ない全身に汗をかきます。その後、窓から山の頂《いただき》の鉄塔を見たり、道行く人を見たり、また自分の手を見たりします。私の研究室の窓からはポプラの大木が見えますが、その枝に羽を休める鳥たちを見たりもしました。こうして10分から15分ほど。昼のトレーニングは、つまるところ白然観察かたがたの楽しみをともなっていたわけです。

ときおり通る列車を、顔を動かさずに目だけ動かして追うといった工夫もしました。

通常、**室内にいて読書などするときでも、ときおり文字から目を離して白い壁を見るなど、目を休めつつトレーニングする工夫も重ねました。**

〇［以前の老眼鏡で、充分に細かい文字が読める！］

そんな調子で1カ月半ほど過ぎたある日のこと、試しに2つ目の老眼鏡をかけて文字を見てみました。

私の机の上には〝元素の周期表〟という新聞の活字よりも細かい文字で記された表が常に置いてあるのですが、その**細かい文字が、以前の老眼鏡でも充分にはっきり読めたのです。**

以来、3つ目の老眼鏡はお役御免となり、以後も確実に回復を重ねています。

本書は、小社より刊行した同名の文庫本を再編集したものです。

2週間《しゅうかん》で目《め》が驚《おどろ》くほど良《よ》くなる本《ほん》

著　者——松崎五三男（まつざき・いさお）

発行者——押鐘太陽

発行所——株式会社三笠書房

〒102-0072 東京都千代田区飯田橋3-3-1
電話：(03)5226-5734（営業部）
：(03)5226-5731（編集部）
http://www.mikasashobo.co.jp

印　刷——誠宏印刷

製　本——若林製本工場

編集責任者　長澤義文
ISBN978-4-8379-2603-0 C0030